Sobre a medicina antiga

FUNDAÇÃO EDITORA DA UNESP

Presidente do Conselho Curador
Mário Sérgio Vasconcelos

Diretor-Presidente / Publisher
Jézio Hernani Bomfim Gutierre

Superintendente Administrativo e Financeiro
William de Souza Agostinho

Conselho Editorial Acadêmico
Luís Antônio Francisco de Souza
Marcelo dos Santos Pereira
Patricia Porchat Pereira da Silva Knudsen
Paulo Celso Moura
Ricardo D'Elia Matheus
Sandra Aparecida Ferreira
Tatiana Noronha de Souza
Trajano Sardenberg
Valéria dos Santos Guimarães

Editores-Adjuntos
Anderson Nobara
Leandro Rodrigues

HIPÓCRATES

Sobre a medicina antiga

Tradução, apresentação e comentários
Rafael Huguenin, Rodrigo Pinto de Brito e Sussumo Matsui

Apresentação
Silvio Marino

© 2024 Editora Unesp

Título original: ΠΕΡΙ ΑΡΧΑΙΗΣ ΙΗΤΡΙΚΗΣ

Direitos de publicação reservados à:

Fundação Editora da Unesp (FEU)
Praça da Sé, 108
01001-900 – São Paulo – SP
Tel.: (0xx11) 3242-7171
Fax: (0xx11) 3242-7172
www.editoraunesp.com.br
www.livrariaunesp.com.br
atendimento.editora@unesp.br

Dados Internacionais de Catalogação na Publicação (CIP)
de acordo com ISBD
Elaborado por Vagner Rodolfo da Silva – CRB-8/9410

H667s
Hipócrates
  Sobre a medicina antiga / Hipócrates; traduzido por Rafael Huguenin, Rodrigo Pinto de Brito, Sussumo Matsui; apresentação de Silvio Marino. – São Paulo: Editora Unesp, 2024.
  Inclui bibliografia.
  ISBN: 978-65-5711-208-3

  1. Medicina. 2. Medicina antiga. I. Huguenin, Rafael. II. Brito, Rodrigo Pinto de. III. Matsui, Sussumo. IV. Marino, Silvio. V. Título.

2024-310   CDD 610
                                                     CDU 61

Editora afiliada:

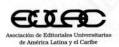

Sumário

Apresentação . *7*

Abreviaturas e referências . *19*

Sobre a medicina antiga . *21*

Comentários . *67*

Referências bibliográficas . *111*

Apresentação

I

Apresentar brevemente *Sobre a medicina antiga* não é uma tarefa simples, pois se trata de um dos textos da assim chamada *Coleção hipocrática* mais estudados hoje em dia, sendo objeto de inúmeros ensaios e várias edições. Tentaremos, portanto – dentro do limite de espaço e de nossas capacidades –, apresentá-lo em alguns pontos, para introduzir ao leitor, especialista ou não, este texto tão fascinante e importante pelas doutrinas nele contidas, na esperança de que a tradução que se segue possa ser ferramenta para estudiosos, estudantes e curiosos da cultura grega e de sua emergente ciência.

O tratado, que ficou conhecido pelo nome latino *De prisca* (ou *vetere*) *medicina*, teve recepções distintas ao longo de sua história. Como destaca Jacques Jouanna (1990, p.7) em sua edição crítica, esse escrito não obteve grande atenção durante a Antiguidade, tanto é que Galeno, atento comentador das obras hipocráticas, não lhe destinou nenhum comentário. Porém, *Sobre a medicina*

Hipócrates

antiga tornou-se um dos tratados mais estudados, se não o mais estudado, na época contemporânea.

Essa fortuna do texto em época recente é testemunhada pela importantíssima edição crítica, com tradução francesa, feita por Emile Littré: o primeiro dos dez volumes que compõem a edição completa, publicado em 1839, conta com um prefácio e uma introdução que somam mais de quinhentas páginas. *Sobre a medicina antiga* é o único tratado desse primeiro volume, e foi escolhido pelo médico e filólogo francês para abrir as obras completas de Hipócrates.

Na Antiguidade, encontramos *Sobre a medicina antiga* na lista das obras autênticas de Hipócrates no famoso catálogo de Erotiano, gramático e glosador do século I d.C., que nos deu a primeira lista das obras do mestre de Cós. Ademais, Erotiano coloca esse escrito entre os que tratam da *tekhne* e, de fato, *Sobre a medicina antiga* trata da questão da *tekhne* – assim como, por exemplo, *Sobre a arte* – e pode ser considerado um discurso epidíctico, destinado à declamação pública, assim como eram declamados os discursos dos sofistas e dos oradores, como Górgias. Ele se apresenta dividido nas nossas edições em 24 capítulos de comprimento variável.

Sobre a medicina antiga apresenta vários núcleos temáticos de grande importância para a arte médica, que naquela época estava se definindo e dando para si um estatuto epistemológico forte. De fato, este escrito trata da fundação epistemológica da arte médica, da crítica à medicina de cunho *physiológico*, do começo da humanidade – ou seja, de como a espécie humana se diferenciou dos animais –, da história da medicina, das concepções do alimento e do corpo humano, dos regimes de vida, do surgimento das doenças, das qualidades (δυνάμεις) presentes nas substâncias e nos corpos, além de como curar os doentes.

Sobre a medicina antiga

Perante esse grande leque de assuntos, gostaríamos de apenas dar algumas coordenadas para introduzir o leitor ao texto, destacando os pontos mais relevantes que mostram a profunda reflexão do nosso autor.

O primeiro dos assuntos que devem ser destacados é, com certeza, a demonstração da existência da arte médica (τέχνη ἰατρική), porque é a partir dele que os demais assuntos tomam força e consequencialidade. No primeiro capítulo, o autor começa seu discurso criticando os que põem "postulados" – ou "hipóteses" – para tratar da medicina e da origem das doenças. Ao longo de todo o tratado, o autor se esforça para demonstrar a diferença de âmbito epistemológico entre a arte médica e a "investigação sobre a natureza" (ἱστορίη περὶ φύσιος no grego jônico, a língua da ciência grega e dos tratados da *Coleção hipocrática*), e isso por um motivo bem claro: a investigação sobre a natureza, que no capítulo 20 é denominada "*philosophie*" (sempre no jônico: φιλοσοφίη), põe um ou dois "princípios", que o nosso autor chama de "hipótese" (ὑπόθεσις), para explicar todos os fenômenos patológicos. Essas "hipóteses" não são outra coisa senão o "quente", o "frio", o "seco" e o "úmido", ou seja, as duas duplas de qualidades-propriedades (δυνάμεις) mais empregadas pelos autores que discutem as coisas naturais. O nosso autor, todavia, indo contra essa vertente da medicina, mostra o porquê de não ser possível que uma ou duas *dynameis* possam dar conta de todo o espectro das infinitas manifestações patológicas. De fato, o autor destaca que uma propriedade-qualidade não se encontra isolada, mas sempre junto a outras propriedades-qualidades, e, portanto, não é correto considerar somente uma ou duas delas como causa dos fenômenos patológicos ou dos processos que se desencadeiam

Hipócrates

no corpo humano. É preciso considerar a mistura, a *krasis* (no jônico: κρῆσις), das propriedades.

Para entender a importância e a revolução que, de certo modo, o autor está propondo, é preciso abordar a questão dos alimentos e a concepção do corpo humano que este tratado apresenta. Para a medicina dietética, vertente à qual pertence este tratado, a saúde e a doença derivam do equilíbrio das propriedades-qualidades que estão dentro de um ser humano. O estado de um corpo, ou seja, a determinada condição em que um corpo se encontra, pode ser modificado pelo que entra nele, sejam alimentos ou bebidas. A tarefa do médico é, portanto, controlar o que entra no – e também o que sai do – corpo humano, pois o médico deve harmonizar os alimentos com a específica condição na qual um corpo se encontra. Dito de outra forma, ele deve medir a força dos alimentos e das bebidas com base na força do corpo; deve fazer com que o corpo possa digerir – mas é interessante que o verbo grego usado seja κρατέω (*krateo*), que significa "dominar" – o que é introduzido no corpo. De fato, a alimentação, o processo pelo qual o ser humano se nutre, é concebida como uma luta entre o corpo e as substâncias ingeridas, é um campo de luta entre forças cujo resultado determina o estado de saúde ou o surgimento da doença, até o extremo que é a morte do doente. O princípio primeiro é, portanto, regular a força dos alimentos com base na força do doente para que este não perca essa luta.

O escopo de toda ação terapêutica é o de mudar a disposição de um corpo doente para uma disposição saudável. Aqui, encontramos duas noções-chave de todo o tratado e, mais em geral, de muitos tratados médicos: mudança (μεταβολή) e disposição-condição (ἕξις). Cada corpo se encontra em uma

Sobre a medicina antiga

determinada disposição, que pode ser boa ou má. Se for má, isso significa que o corpo ou está doente ou prestes a se tornar tal; por isso, o médico deve conseguir efetivar uma mudança, a do estado doentio para o estado de saúde. Dito de outra forma, a medicina pode ser definida também como a "ciência das mudanças", e essas mudanças são efetivadas por meio do "regime" – δίαιτα, *diaita*, de onde vem o português "dieta" –, que significa "modo ou estilo de vida". Essas mudanças devem conseguir restabelecer uma boa *krasis*, isto é, uma boa mistura entre as propriedades-qualidades que estão dentro do corpo. Mas como fazê-lo? Proporcionando alimentos que, em si, não sejam patogênicos, ou seja, que possuam uma boa *krasis* entre as várias propriedades-qualidades. De fato, como o autor explica no capítulo 14, todas as *dynameis* que têm uma boa *krasis* não determinam distúrbios no corpo. Diferentemente, se um alimento apresentar uma *dynamis* separada e isolada das outras, ao ingressar no corpo, determina também uma separação correspondente das *dynameis* que estão dentro do corpo. Isso mostra que, para o autor, há um *isomorfismo* entre alimento e corpo: ambos contêm *dynameis* e em ambos há a mesma dinâmica dessas *dynameis*.

O que expusemos nos permite explicitar a crítica que o autor lança contra os que põem "hipóteses" na medicina. Para nosso autor, estabelecer um só princípio para explicar os processos que se desencadeiam no corpo humano significa não entender os elementos envolvidos nesses processos. O corpo humano, assim como qualquer alimento ou bebida, possui uma grande variedade de *dynameis*, e é preciso conhecer como estas se juntam e o que determina cada mistura como um todo (ὅλον), e não cada propriedade separadamente. Todavia, há um outro

Hipócrates

aspecto importante nesta contenda entre o autor deste tratado e os *physiologoi*: os que põem "hipóteses" – ou "princípios" – para a medicina estão tentando englobar a medicina dentro do domínio mais amplo da investigação sobre a natureza. O nosso autor, ao contrário, primeiramente separa, de maneira forte, o âmbito da investigação sobre a natureza e o âmbito da medicina, para que o âmbito epistemológico desta última tenha total autonomia científica; e depois faz a operação inversa, isto é, engloba a investigação sobre a natureza dentro do domínio da medicina – e o faz por meio da referência ao método que a medicina possui. No capítulo 20, de fato, o autor afirma que um conhecimento certeiro sobre a natureza não pode ser alcançado senão por meio da medicina. Estamos, portanto, diante de uma disputa entre a medicina e a "investigação sobre a natureza" que se coloca no nível do conceito de "progresso", fundamental neste período.

Todavia, para que a medicina ganhe essa disputa, o autor deve demonstrar a existência da arte médica. Tal demonstração passa por dois pontos importantes: o primeiro é a história da medicina, a "antiga" e a nova", e o segundo é a demonstração de que há, de fato, profissionais que possuem um saber específico capaz de alterar as condições dos doentes. Quanto a esse segundo ponto, o autor demonstra facilmente que há profissionais bons e profissionais ruins, e que, portanto, se se pode fazer uma distinção entre esses dois grupos de médicos, isso significa que há um método correto e um incorreto, e onde há o correto (τὸ ὀρθόν) há também ciência e técnica.

O primeiro ponto é digno de ser destacado com mais ênfase porque remete não somente à medicina enquanto técnica--ciência, mas também ao começo da humanidade. A demons-

Sobre a medicina antiga

tração da existência da τέχνη ἰατρική (a arte médica) é desenvolvida pela apresentação de um dado de fato, ou seja, a existência, desde a origem da humanidade, da culinária, do processamento dos alimentos. Isto não é outra coisa senão a "antiga medicina", aquela *tekhne* que fora inventada para modificar e tornar os alimentos – ervas, legumes, carnes etc. – mais digeríveis para os seres humanos em estado de saúde. E note-se, *en passant*, que o autor colhe um aspecto importante da evolução das espécies humanas assim como os paleontólogos apontam: a posse do fogo, o cozimento dos alimentos, a liberação dos músculos do rosto e a conseguinte modificação na estrutura craniana permitiram uma articulação mais ampla da fonação. Se falamos, é graças à posição ereta e aos alimentos cozidos, mais macios, que não mais precisavam de uma forte musculatura da mandíbula. Os dados paleontológicos confirmam o que o nosso autor sustenta: a culinária, as técnicas de processamentos dos alimentos, modificam o ser humano.

Ora, para o nosso tratado, nenhum detrator da *tekhne* médica poderia negar que há a técnica do cozimento dos alimentos, embora o nosso autor destaque o fato de que, propriamente, não se deveria falar de "*tekhne*" para um saber que é compartilhado por todos os seres humanos. O autor é muito claro a respeito da existência da arte médica: esta, a "nova" medicina, trata dos regimes para os doentes, dado que estes não podem comer os mesmos alimentos que os sãos. Mas essa "nova" medicina não é outra coisa senão uma adaptação da "antiga", que foi procurada para proporcionar aos sãos regimes apropriados, em lugar dos regimes ferinos e selvagens que causavam distúrbios até nos seres humanos sãos. Portanto, o autor afirma

13

Hipócrates

que o método tanto da "antiga" quanto da "nova" medicina é único, e a "nova" se distingue da "antiga" apenas pelo fato de que a "nova" elabora regimes para os doentes e não para os sãos. Essa unicidade do método é o que permite ao autor demonstrar a existência da medicina pelo fato de que ela, simplesmente, já existia.

Podemos resumir, agora, os dois pontos destacados. De um ponto de vista epistemológico, *Sobre a medicina antiga* consegue afirmar um princípio basilar da ciência: não se pode tratar de hipóteses ou de assuntos que não sejam verificáveis. A rejeição da investigação sobre a natureza — assim como será para Pólibo, genro de Hipócrates e autor de *Sobre a natureza do ser humano* (cf. cap. I) – é propriamente a rejeição de tudo o que não pode ser verificado na experiência direta do médico ou do cientista. Formular hipóteses sobre a natureza do todo para depois, a partir dela, entender a natureza do ser humano significa "chutar", se nos é permitida essa expressão, um dado que nunca poderá ser apurado cientificamente, ou seja, com método científico.

Do ponto de vista histórico, o nosso tratado mostra uma plena consciência de que a *tekhne* médica possui uma história – e, por vários aspectos, a história da medicina aqui contida apresenta grandes afinidades com a "Arqueologia" do livro I da *Guerra do Peloponeso* de Tucídides – que lhe dá pleno direito de ser considerada *tekhne*, e essa historicidade faz com que o autor considere o momento em que ele escreve como uma etapa no caminho de futuros desenvolvimentos, a ser percorrido conforme o método já elaborado.

A imagem que nos restitui este tratado é a de uma ciência aberta, que se põe, também, em polêmica com outros tipos

Sobre a medicina antiga

de saber, que luta pela própria existência e pelo próprio reconhecimento dentro de um contexto de saberes agonais. Essas características tornam *Sobre a medicina antiga* um texto repleto de sugestões e referências ao contexto intelectual e científico da sua época; dito de outra forma, um livro que dialoga com outros textos e contextos. Estamos no final do século V a.c., um período em que Tucídides fundava a historiografia como ciência, em que a "arte dos discursos" se aperfeiçoava com as obras de eminentes retores e sofistas como Górgias e Protágoras, em que a ciência matemática e a física tiveram um grande desenvolvimento, em que Fídias e Policleto aprimoravam as artes plásticas, em que as cidades foram laboratórios de teorias políticas e antropológicas, em que a tragédia atingiu seu ápice; mas também um período que carregou consigo guerras fratricidas, sedições e reviravoltas institucionais que resultaram em condenações à morte e massacres; e que viu desastres naturais como a terrível peste que afligiu Atenas.

O leitor que colocar este texto dentro do contexto em que foi produzido reparará que não é possível, pelo menos não mais, tentar entender a cultura, a literatura, a filosofia e a ciência sem considerar o grande aporte que a medicina lhes deu.

Boa leitura.

Silvio Marino (PPG-Metafísica/UnB; PPGHis/UnB; Cultore della materia/Universidade Federico II de Nápoles)

Alto Paraíso, 28 de junho de 2023

Hipócrates

II

Tomamos como base para a presente tradução de *Sobre a medicina antiga* o texto editado por W. H. S. Jones (1957). As notas e referências ao texto são numeradas em relação aos capítulos e linhas dessa edição, no entanto, optamos por não exibir a contagem de linhas no texto grego, e consequentemente tampouco no português a ele espelhado. Consultamos também as edições de E. Littré (1840), H. Kühlewein (1894) e principalmente a edição mais recente de J. Jouanna (1990), à qual remetemos o leitor em busca de aparato crítico, lições alternativas e notas explicativas mais detalhadas. Na versão aqui apresentada, seguimos quase sempre o texto estabelecido por W. H. S. Jones, porém, em alguns momentos seguimos outras lições, todas elas devidamente assinaladas em notas. No que diz respeito à elaboração das notas explicativas e comentários, também foram muito úteis as traduções de E. Littré (1840), A. J. Festugière (1948), M. Vegetti (1965), M. D. Lara Nava (1983), C. E. Lan (1987) e a mais recente de M. J. Schiefsky (2005). No que diz respeito à tradução, procuramos manter sempre que possível um equilíbrio entre literalidade e fidelidade ao texto grego e a fluência em língua portuguesa, ou seja, entre uma tradução de tendência *estrangeirizante* e uma tradução de tendência *domesticante*, sempre em cotejo com o máximo possível de traduções disponíveis, conforme metodologia adotada em trabalhos de tradução anteriores (cf. Brito; Huguenin, 2020).

Dentre as dificuldades encontradas, duas são dignas de nota. A primeira delas envolve o estilo epidíctico adotado pelo autor, com largo emprego de recursos retóricos e poéticos típicos de apresentações orais em performance – tais como rimas, alitera-

Sobre a medicina antiga

ções, expressões formulares, emprego em série de pares de termos complementares ou opostos semelhantes em sonoridade e duração, elaboração de perguntas retóricas e assim por diante. Tentar reter todos esses recursos na tradução envolve o risco de produzir um texto duro, tortuoso e de difícil compreensão, sobretudo no aspecto sintático. Em boa parte dos casos, optamos pela clareza, fluência e compreensibilidade do texto e nos limitamos a apontar em notas os recursos supostamente utilizados pelo autor. A segunda dificuldade envolve a escolha de um vocabulário adequado para traduzir os termos oriundos da culinária e da prática médica antiga, o que envolve palavras e expressões referentes a vários alimentos, procedimentos, sintomas, doenças e instrumentos. Nesse caso, o principal risco envolve a escolha de termos técnicos cunhados posteriormente à composição de um texto elaborado, ao que tudo indica, na segunda metade do século V a.C., incorrendo assim em anacronismos que prejudicam a compreensão do pensamento do autor em seus próprios termos e contexto histórico. Quanto a isso, acreditamos que o espaço para inovações é bem restrito, sendo mais recomendável se ater às soluções oferecidas pela experiência acumulada dos outros tradutores. Assim, o que segue, portanto, é em parte o resultado de uma pesquisa realizada por Rafael Huguenin no âmbito de seu estágio pós-doutoral;[1] em parte uma continuação das pesquisas sobre as interfaces entre medicina/ceticismo/empirismo, realizadas por

---

1 Junto ao Programa de Pós-graduação em Filosofia, linha de pesquisa Ontologia, Conhecimento e Linguagem, da Universidade Federal Rural do Rio de Janeiro (UFRRJ), sob orientação do professor Rodrigo Pinto de Brito.

Hipócrates

Rodrigo Pinto de Brito; e também em parte a continuação das pesquisas de Sussumo Matsui sobre epistemologia e história da medicina antiga.

Desejamos a todos uma excelente leitura.

Os tradutores,
Rafael Huguenin (IFRJ-UFRRJ)
Sussumo Matsui (UnB)
Rodrigo Pinto de Brito (UFRRJ)

Abreviaturas e referências

Arist.*EN* = Aristóteles, *Ética a Nicômaco*
Arist.*Mete* = Aristóteles, *Meteorologia*
CH = *Corpus hippocraticum*
DK = Diels-Kranz, *Die Fragmente Der Vorsokratiker*
Gal.*Med.Exp.* = Galeno, *Sobre a experiência médica*
Gal.*Symt.caus.* = Galeno, *Sobre a causa dos sintomas*
Hdt. = Heródoto
Hes.*Th.* = Hesíodo, *Teogonia*
Hom.*Od.* = Homero, *Odisseia*
Hp.*Acut.* = Hipócrates, *Sobre o regime nas enfermidades agudas*
Hp.*Aer.* = Hipócrates, *Sobre ares, águas e lugares*
Hp.*Aff.* = Hipócrates, *Sobre as afecções*
Hp.*Art.* = Hipócrates, *Sobre as articulações*
Hp. *De arte* = Hipócrates, *Sobre a arte*
Hp.*Epid.* = Hipócrates, *Epidemias*
Hp.*Flat.* = Hipócrates, *Sobre os flatos*
Hp.*Gent.* = Hipócrates, *Sobre a geração*
Hp.*Loc.Hom.* = Hipócrates, *Sobre os lugares no homem*
Hp.*Morb.* = Hipócrates, *Sobre as doenças*

Hipócrates

Hp.*Morb.Sacr.* = Hipócrates, *Sobre a doença sagrada*

Hp.*Nat.Hom.* = Hipócrates, *Sobre a natureza do homem*

Hp.*Prog.* = Hipócrates, *Prognóstico*

Hp.*Vict.* = Hipócrates, *Sobre o regime*

Hp.*VM* = Hipócrates, *Sobre a medicina antiga*

LM = Laks-Most, *Early Greek Philosophy*

LSJ = Liddell-Scott-Jones, *A Greek-English Lexicon*

Lys. = Lísias

MSS = Manuscrito

Pl.*R* = Platão, *República*

Sobre a medicina antiga

ΠΕΡΙ ΑΡΧΑΙΗΣ ΙΗΤΡΙΚΗΣ

1. Ὁκόσοι ἐπεχείρησαν περὶ ἰητρικῆσ λέγειν ἢ γράφειν, ὑπόθεσιν σφίσιν αὐτέοισιν ὑποθέμενοι τῷ λόγῳ, θερμὸν, ἢ ψυχρὸν, ἢ ὑγρὸν, ἢ ξηρὸν, ἢ ἄλλ᾽ ὅ τι ἂν ἐθέλωσιν, ἐσ βραχὺ ἄγοντεσ, τὴν ἀρχὴν τῆσ αἰτίησ τοῖσιν ἀνθρώποισι τῶν νούσων τε καὶ τοῦ θανάτου, καὶ πᾶσι τὴν αὐτέην, ἓν ἢ δύο προθέμενοι, ἐν πολλοῖσι μὲν καὶ οἶσι λέγουσι καταφανέεσ εἰσὶν ἁμαρτάνοντεσ· μάλιστα δὲ ἄξιον μέμψασθαι, ὅτι ἀμφὶ τέχνησ ἐούσησ, ᾗ χρέονταί τε πάντεσ ἐπὶ τοῖσι μεγίστοισι καὶ τιμῶσι μάλιστα τοὺσ ἀγαθοὺσ χειροτέχνασ καὶ δημιουργούσ. Εἰσὶ δὲ δημιουργοὶ, οἱ μὲν φλαῦροι, οἱ δὲ πολλὸν διαφέροντεσ· ὅπερ, εἰ μὴ ἦν ἰητρικὴ ὅλωσ, μηδ᾽ ἐν αὐτέῃ ἔσκεπτο, μηδ᾽ εὕροιτο μηδὲν, οὐκ ἂν ἦν, ἀλλὰ πάντεσ ἂν Ὁμοίωσ αὐτέησ ἄπειροί τε καὶ ἀνεπιστήμονεσ ἦσαν, καὶ τύχῃ ἂν πάντα τὰ τῶν καμνόντων διῳκέετο. Νῦν δ᾽ οὐχ οὕτωσ ἔχει, ἀλλ᾽ ὥσπερ καὶ τῶν ἄλλων τεχνέων πασέων οἱ δημιουργοὶ πολλὸν ἀλλήλων διαφέρουσι κατὰ χεῖρα καὶ κατὰ γνώμην,

Sobre a medicina antiga

1. Todos[1] os que pretendem falar ou escrever[2] sobre a medicina[3] fundamentando sua própria explicação em uma suposição[4] como o quente, ou o frio, ou o úmido, ou o seco, ou qualquer outra coisa que queiram, reduzindo ao mínimo o princípio da causa[5] das enfermidades e da morte das pessoas, atribuindo a mesma causa a todos os casos, com base em uma ou duas suposições, cometem evidentemente erros trágicos[6] em muitas coisas, inclusive no que afirmam. Porém, eles são dignos de censura[7] principalmente porque cometem erros em relação a uma arte[8] já bem constituída,[9] da qual todos se utilizam em diversos momentos cruciais, concedendo grande reconhecimento aos seus bons praticantes e profissionais.[10] Mas há, com efeito, profissionais, alguns são ruins, outros excelentes, e isto não seria assim se a medicina não estivesse já bem constituída, se ela nada tivesse investigado em seu âmbito, nem feito nenhuma descoberta, pois, neste caso, todos seriam igualmente inexperientes e ignorantes em relação a ela, e tudo em relação aos enfermos seria regido pelo mero acaso.[11] Ora, mas não é este o caso e, assim como os profissionais de todas as outras artes diferem uns dos outros quanto à habilidade manual e quanto ao entendimento,

Hipócrates

οὕτω δὴ καὶ ἐπὶ ἰητρικῆσ. Διὸ οὐκ ἠξίουν ἔγωγε κενῆσ αὐτέην ὑποθέσιοσ δέεσθαι, ὥσπερ τὰ ἀφανέα τε καὶ ἀπορεόμενα· περὶ ὧν ἀνάγκη, ἤν τισ ἐπιχειροίη λέγειν, ὑποθέσει χρέεσθαι· οἷον περὶ τῶν μετεώρων ἢ τῶν ὑπὸ γῆν εἰ λέγοι τισ καὶ γινώσκοι ὡσ ἔχει, οὔτ᾽ ἂν αὐτέῳ τῷ λέγοντι οὔτε τοῖσιν ἀκούουσι δῆλα ἂν εἴη, εἴ τε ἀληθέα ἐστὶν εἴτε μή· οὐ γὰρ ἔστι πρὸσ ὅ τι χρὴ ἐπανενέγκαντα εἰδέναι τὸ σαφέσ.

2. Ἰητρικῇ δὲ πάντα πάλαι ὑπάρχει, καὶ ἀρχὴ καὶ Ὁδὸσ εὑρημένη, καθ᾽ ἣν καὶ τὰ εὑρημένα πολλά τε καὶ καλῶσ ἔχοντα εὕρηται ἐν πολλῷ χρόνῳ, καὶ τὰ λοιπὰ εὑρεθήσεται, ἤν τισ ἱκανόσ τε ἐὼν καὶ τὰ εὑρημένα εἰδὼσ, ἐκ τουτέων Ὁρμώμενοσ ζητέῃ. Ὅστισ δὲ ταῦτα ἀποβαλὼν καὶ ἀποδοκιμάσασ πάντα, ἑτέρῃ Ὁδῷ καὶ ἑτέρῳ σχήματι ἐπιχειρέει ζητέειν, καὶ φήσει τι εὑρηκέναι, ἐξηπάτηται καὶ ἐξαπατᾶται· ἀδύνατον γάρ. Δι᾽ ἃσ δὲ ἀνάγκασ ἀδύνατον, ἐγὼ πειρήσομαι ἐπιδεῖξαι, λέγων καὶ δεικνὺσ τὴν τέχνην ὅ τι ἐστίν. Ἐκ δὲ τουτέου καταφανὲσ ἔσται ἀδύνατα ἐόντα ἄλλωσ πωσ τουτέων εὑρίσκεθαι. Μάλιστα δέ μοι δοκέει περὶ ταύτησ δεῖν λέγοντα τῆσ τέχνησ γνωστὰ λέγειν τοῖσι δημότῃσιν. Οὐ γὰρ περὶ ἄλλου τινὸσ οὔτε ζητέειν προσήκει οὔτε λέγειν ἢ περὶ τῶν παθημάτων ὧν αὐτοὶ οὗτοι νοσέουσί τε καὶ πονέουσιν· αὐτοὺσ μὲν οὖν τὰ σφέων αὐτέων παθήματα καταμαθεῖν, ὡσ γίνεται καὶ παύεται, καὶ δι᾽ οἵασ προφάσιασ αὔξεταί τε καὶ φθίνει, δημότασ ἐόντασ, οὐ ῥηΐδιον· ὑπ᾽ ἄλλου δ᾽ εὑρημένα καὶ λεγόμενα εὐπετέσ. Οὐδὲν γὰρ ἕτερον ἢ ἀναμιμνήσκεται ἕκαστοσ ἀκούων τῶν ἑωυτῷ ξυμβαινόντων. Εἰ δέ

Sobre a medicina antiga

da mesma forma também ocorre na medicina. Por isso, eu mesmo nunca considerei que ela precisasse de uma suposição vazia, tais como essas coisas não aparentes e aporéticas, em relação às quais é necessário, caso alguém pretenda mesmo falar sobre isso, recorrer a uma tal suposição, por exemplo, coisas celestes ou subterrâneas,[12] as quais, caso alguém pretenda dizer ou conhecer como são, não ficaria claro se aquilo é ou não verdadeiro nem para a própria pessoa que fala nem para os seus ouvintes: pois não há algo em relação ao qual é preciso fazer referência para saber com certeza.[13]

2. Mas, quanto à medicina, desde muito ela já dispõe de tudo, tendo já descoberto um princípio e uma via,[14] com os quais muitas coisas admiráveis foram descobertas[15] ao longo de muito tempo, e as coisas que restam também serão descobertas no futuro, caso alguém, sendo competente e conhecedor do que já foi descoberto, investigue começando a partir de tais coisas. Mas qualquer um que, abandonando e rejeitando tudo isso, pretende investigar por outra via e de outra maneira, e diz que descobriu algo, se enganou e continua se enganando,[16] pois isso é impossível. Mas por que necessariamente é impossível, eu tentarei demonstrar aqui publicamente, explicando e demonstrando o que é essa arte.[17] A partir daí, ficará evidente que é impossível fazer descobertas de qualquer outro modo. Quando se fala sobre essa arte, é preciso sobretudo, segundo me parece, falar coisas que são compreendidas pelo público leigo. Com efeito, não compete à medicina nem investigar nem falar de nenhuma outra coisa que não das afecções das próprias pessoas que estão doentes e sofrendo. Para elas, que são leigas, não é fácil compreender suas próprias afecções, como elas se geram e cessam, por qual motivo aumentam ou diminuem. Por outro lado, no entanto, quando essas coisas são descobertas e explicadas por outra pessoa, é bem mais fácil. Pois não se trata de outra coisa senão de cada um recordar, enquanto escuta o médico, o que

Hipócrates

τισ τῶν ἰδιωτέων γνώμησ ἀποτεύξεται, καὶ μὴ διαθήσει τοὺσ ἀκούοντασ οὕτωσ, τοῦ ἐόντοσ ἀποτεύξεται. Καὶ διὰ ταῦτα οὖν οὐδὲν δέεται ὑποθέσιοσ.

3. Τὴν γὰρ ἀρχὴν οὔτ' ἂν εὑρέθη ἡ τέχνη ἡ ἰητρική, οὔτ' ἂν ἐζητήθη (οὐδὲν γὰρ αὐτέησ ἔδει), εἰ τοῖσι κάμνουσι τῶν ἀνθρώπων, τὰ αὐτὰ διαιτωμένοισί τε καὶ προσφερομένοισιν, ἅπερ οἱ ὑγιαίνοντεσ ἐσθίουσί τε καὶ πίνουσι καὶ τἄλλα διαιτέονται, ξυνέφερε, καὶ εἰ μὴ ἦν ἕτερα τουτέων βελτίω. Νῦν δ' αὐτὴ ἡ ἀνάγκη ἰητρικὴν ἐποίησε ζητηθῆναί τε καὶ εὑρεθῆναι ἀνθρώποισιν· ὅτι κάμνουσι ταὐτὰ προσφερομένοισιν, ἅπερ οἱ ὑγιαίνοντεσ, οὐ ξυνέφερεν, ὡσ οὐδὲ νῦν ξυμφέρει. Ἔτι δ' ἄνωθεν ἔγωγε ἀξιῶ οὐδ' ἂν τῶν ὑγιαινόντων δίαιτάν τε καὶ τροφὴν, ᾗ νῦν χρέονται, εὑρεθῆναι, εἰ ἐξήρκεε τῷ ἀνθρώπῳ ταὐτὰ ἐσθίοντι καὶ πίνοντι βοΐ τε καὶ ἵππῳ καὶ πᾶσιν ἐκτὸσ ἀνθρώπου, οἷον τὰ ἐκ τῆσ γῆσ φυόμενα, καρπούσ τε καὶ ὕλην καὶ χόρτον· ἀπὸ τουτέων γὰρ καὶ αὔξονται καὶ ἄπονοι διάγουσιν, οὐδὲν προσδεόμενοι ἄλλησ διαίτησ. Καί τοι τὴν ἀρχὴν ἔγωγε ἀξιῶ καὶ τὸν ἄνθρωπον τοιαύτῃ τροφῇ κεχρῆσθαι. Τὰ δέ γε νῦν διαιτήματα εὑρημένα καὶ τετεχνημένα ἐν πολλῷ χρόνῳ γεγενῆσθαί μοι δοκέει. Ὡσ γὰρ ἔπασχον πολλά τε καὶ δεινὰ ἀπὸ ἰσχυρῆσ τε καὶ θηριώδεοσ διαίτησ, ὠμά τε καὶ ἄκρητα καὶ μεγάλασ δυνάμιασ ἔχοντα ἐσφερόμενοι, οἷά περ ἂν καὶ νῦν ὑπ' αὐτέων πάσχοιεν, πόνοισί τε ἰσχυροῖσι καὶ νούσοισι περιπίπτοντεσ, καὶ διὰ ταχέοσ θανάτοισιν. Ἧσσον μὲν οὖν ταῦτα τότε εἰκὸσ ἦν πάσχειν διὰ τὴν συνήθειαν· ἰσχυρῶσ δὲ καὶ τότε· καὶ τοὺσ μὲν πλείστουσ τε καὶ ἀσθενεστέρην

Sobre a medicina antiga

está acontecendo a si mesmo.[18] Porém, se o médico falha em atingir o entendimento dos leigos[19] e não conduz os ouvintes a tal estado, falha também em atingir a realidade. Também por esses motivos, portanto, não se faz necessária uma suposição.

3. Com efeito, no princípio, nem a arte médica teria sido descoberta, nem teria sido investigada (pois não haveria necessidade dela), se fosse benéfico para pessoas enfermas seguir a mesma dieta[20] e alimentação que as saudáveis seguem em comidas, bebidas e em outros aspectos de suas dietas, e também se não houvesse outras coisas melhores que estas. Ora, mas foi a própria necessidade[21] que fez a medicina ser investigada e descoberta pelas pessoas: porque fornecer aos enfermos a mesma alimentação que a dos saudáveis não era benéfico, assim como não é benéfico ainda hoje. E, indo ainda mais atrás, eu acredito que nem mesmo a dieta e o alimento utilizado atualmente pelos saudáveis teriam sido descobertos, se fossem suficientes para o ser humano as mesmas coisas que comem e bebem o boi, o cavalo e todos com exceção do ser humano, tal como, por exemplo, as coisas que nascem da terra: frutos, árvores e ervas. Pois tais animais se nutrem dessas coisas, crescem e vivem sem dificuldades, não precisando de outra dieta. Com efeito, eu creio que, no princípio, o ser humano também fez uso de tais alimentos. Mas, segundo me parece, as dietas atuais vieram a ser descobertas e estabelecidas enquanto arte ao longo de muito tempo.[22] Pois, assim como as pessoas padeceram muitos sofrimentos terríveis por causa de uma dieta forte e selvagem,[23] comendo cruas e puras[24] coisas que possuem grandes poderes,[25] da mesma forma padeceriam hoje por causa delas, caindo em dores violentas, doenças e depois morte rápida. É provável que antes tenham sofrido menos essas coisas devido ao hábito, mas ainda assim sofreram violentamente. Também é provável que a maioria,

27

Hipócrates

φύσιν ἔχοντασ ἀπόλλυσθαι εἰκὸσ, τοὺσ δὲ τουτέων ὑπερέχοντασ πλείω χρόνον ἀντέχειν· ὥσπερ καὶ νῦν ἐκ τῶν ἰσχυρῶν βρωμάτων· οἱ μὲν γὰρ ῥηϊδίωσ ἀπαλλάσσονται, οἱ δὲ μετὰ πολλῶν πόνων τε καὶ κακῶν. Διὰ δὴ ταύτην τὴν χρείην καὶ οὗτοί μοι δοκέουσι ζητῆσαι τροφὴν ἁρμόζουσαν τῇ φύσει, καὶ εὑρεῖν ταύτην, ᾗ νῦν χρεόμεθα· ἐκ μὲν οὖν τῶν πυρῶν, βρέξαντεσ καὶ πτίσαντεσ καὶ καταλέσαντεσ πάντα, καὶ διασήσαντεσ, καὶ φορύξαντεσ, καὶ ὀπτήσαντεσ, ἀπετέλεσαν ἄρτον· ἐκ δέ γε τῶν κριθέων μᾶζαν, ἄλλα τε συχνὰ περὶ ταύτην πρηγματευσάμενοι, ἥψησάν τε καὶ ὤπτησαν, καὶ ἔμιξαν, καὶ ἐκέρασαν τὰ ἰσχυρά τε καὶ ἄκρητα τοῖσιν ἀσθενεστέροισι, πλάσσοντεσ πάντα πρὸσ τὴν τοῦ ἀνθρώπου φύσιν τε καὶ δύναμιν, ἡγεύμενοι, ὅτι ὅσα μὲν ἂν ἰσχυρότερα ᾖ, οὐ δυνήσεται κρατέειν ἡ φύσισ, ἢν ἐσβάληται, ἀπὸ τουτέων δ᾽ αὐτέων πόνουσ τε καὶ νούσουσ καὶ θανάτουσ ἔσεσθαι· ὅσων δ᾽ ἂν δύνηται ἐπικρατέειν, ἀπὸ τουτέων τροφήν τε καὶ αὔξησιν καὶ ὑγιείην. Τῷ δ᾽ εὑρήματι τούτῳ καὶ ζητήματι τί ἄν τισ οὔνομα δικαιότερον ἢ προσῆκον μᾶλλον θείη ἢ ἰητρικήν; ὅτι γε εὕρηται ἐπὶ τῇ τοῦ ἀνθρώπου ὑγιείῃ τε καὶ τροφῇ καὶ σωτηρίῃ, ἄλλαγμα κείνησ τῆσ διαίτησ, ἐξ Ἧσ οἱ πόνοι καὶ νοῦσοι καὶ θάνατοι ἐγίνοντο.

4. Εἰ δὲ μὴ τέχνη αὐτὴ νομίζεται εἶναι, οὐκ ἀπεικόσ· Ἧσ γὰρ μηδείσ ἐστιν ἰδιώτησ, ἀλλὰ πάντεσ ἐπιστήμονεσ διὰ τὴν χρῆσίν τε καὶ ἀνάγκην, οὐ προσήκει ταύτησ οὐδένα τεχνίτην καλέεσθαι· ἐπεὶ τό γε εὕρημα καὶ μέγα καὶ πολλῆσ τέχνησ τε καὶ σκέψιοσ. Ἔτι γοῦν καὶ νῦν οἱ τῶν γυμνασίων τε καὶ ἀσκησίων ἐπιμελόμενοι αἰεί τι προσεξευρίσκουσι, κατὰ τὴν αὐτέην Ὁδὸν ζητέοντεσ ὅ τι ἔδων τε καὶ πίνων ἐπικρατήσει τε αὐτέων μάλιστα, καὶ ἰσχυρότεροσ αὐτὸσ ἑωυτοῦ ἔσται.

Sobre a medicina antiga

possuindo natureza mais fraca, acabou morrendo, mas os que eram mais fortes, por seu turno, resistiam mais tempo, da mesma forma como atualmente alguns lidam mais facilmente com comidas fortes, enquanto outros o fazem apenas com muitas dores e males. Por essa causa, segundo me parece, aquelas pessoas se puseram a investigar uma alimentação que se harmonizasse com a sua natureza e encontraram a que utilizamos hoje. Assim, então, a partir do trigo, depois de o umedecer, joeirar, moer, peneirar, amassar e assar, eles fizeram o pão[26] e, ao seu turno, também o bolo a partir da cevada,[27] efetuando com essas coisas também muitas outras elaborações,[28] fervendo, cozendo, misturando e combinando as coisas fortes e puras com as mais fracas, moldando todas de acordo com a natureza e o poder das pessoas,[29] convencidos de que, assim como a natureza não seria capaz de dominar[30] as coisas mais fortes que, uma vez ingeridas, resultariam em dores, doenças e morte, da mesma forma, por outro lado, as coisas que podem ser assimiladas resultariam em nutrição, crescimento e saúde. E qual seria o nome mais justo ou adequado para tal descoberta senão medicina?[31] Porque certamente ela foi descoberta em relação à saúde, preservação e nutrição das pessoas, em substituição daquela dieta da qual resultam dores, doenças e mortes.

4. Mas não é irrazoável que ela não seja considerada uma arte.[32] Com efeito, se nela ninguém é leigo, e todos são conhecedores por seu uso e sua necessidade, então não é apropriado para ninguém ser chamado de artífice. Mas foi uma grande descoberta resultante de muita investigação e arte. Ademais, ainda hoje os que se ocupam de ginástica e do treinamento de atletas[33] continuamente descobrem algo de acordo com a mesma via, quando investigam quais alimentos e bebidas uma pessoa assimilará melhor e quais a tornarão mais forte.

Hipócrates

5. Σκεψώμεθα γοῦν καὶ τὴν Ὁμολογουμένωσ ἰητρικὴν, τὴν ἀμφὶ τοὺσ κάμνοντασ εὑρημένην, ἢ καὶ οὔνομα καὶ τεχνίτασ ἔχει, εἰ κρατέειν καὶ αὐτὴ τῶν αὐτέων ἐθέλει, καὶ Ὁπόθεν ποτὲ ἦρκται. Ἐμοὶ μὲν γὰρ, ὅπερ ἐν ἀρχῇ εἶπον, οὐδ' ἂν ζητῆσαι δοκέοι ἰητρικὴν οὐδεὶσ, εἰ ταὐτὰ διαιτήματα τοῖσί τε κάμνουσι καὶ τοῖσιν ὑγιαίνουσιν ἥρμοζεν. Ἔτι γοῦν καὶ νῦν ὅσοι ἰητρικῇ μὴ χρέονται, οἵ τε βάρβαροι καὶ τῶν Ἑλλήνων ἔνιοι τὸν αὐτὸν τρόπον, ὅν περ οἱ ὑγιαίνοντεσ, διαιτέονται πρὸσ ἡδονὴν, καὶ οὔτ' ἂν ἀπόσχοιντο οὐδενὸσ ὧν ἐπιθυμέουσιν, οὔθ' ὑποστείλαιντο ἄν. Οἱ δὲ ζητήσαντέσ τε καὶ εὑρόντεσ ἰητρικὴν, τὴν αὐτέην κείνοισι διάνοιαν ἔχοντεσ περὶ ὧν μοι Ὁ πρότεροσ λόγοσ εἴρηται, πρῶτον μὲν, οἶμαι, ὑφεῖλον τοῦ πλήθεοσ τῶν σιτίων αὐτέων τουτέων, καὶ ἀντὶ πλεόνων ὀλίγα ἐποίησαν· ἐπεὶ δ' αὐτέοισι τοῦτό ἐστι μὲν ὅτε πρόσ τινασ τῶν καμνόντων ἤρκεσε, καὶ φανερὸν ἐγένετο ὠφελῆσαν, οὐ μέντοι πᾶσί γε· ἀλλ' ἦσάν τινεσ οὕτωσ ἔχοντεσ, ὡσ μὴ ὀλίγων σιτίων δύνασθαι ἐπικρατέειν· ἀσθενεστέρου δὲ δή τινοσ οἱ τοιοίδε ἐδόκεον δέεσθαι, εὗρον τὰ ῥοφήματα, μίξαντεσ ὀλίγα τῶν ἰσχυρῶν πολλῷ τῷ ὕδατι, καὶ ἀφαιρεόμενοι τὸ ἰσχυρὸν τῇ κρήσει τε καὶ ἑψήσει. Ὁκόσοι δὲ μηδὲ τῶν ῥοφημάτων ἐδύναντο ὑποκρατέειν, ἀφεῖλον καὶ ταῦτα, καὶ ἀφίκοντο ἐσ πόματα, καὶ ταῦτα τῇσί τε κρήσεσι καὶ τῷ πλήθεϊ διαφυλάσσοντεσ ὡσ μετρίωσ ἔχῃ, μήτε πλείω τῶν δεόντων μήτε ἀκρητέστερα προσφερόμενοι, μηδ' ἐνδεέστερα.

6. Εὖ δὲ χρὴ τοῦτο εἰδέναι, ὅτι τισὶ τὰ ῥοφήματα ἐν τῇσι νούσοισιν οὐ ξυμφέρει, ἀλλ' ἄντικρυσ, ὅταν ταῦτα προσαίρωνται, παροξύνονται σφίσιν οἵ τε πυρετοὶ καὶ τὰ ἀλγήματα· καὶ δῆλον τὸ προσενεχθὲν τῇ μὲν νούσῳ τροφή τε καὶ αὔξησισ γενόμενον, τῷ δὲ σώματι φθίσισ τε καὶ ἀρρωστίη.

30

Sobre a medicina antiga

5. Investiguemos agora também a medicina propriamente dita,[34] que foi descoberta em relação aos enfermos e que possui tanto um nome quanto artífices: ela almeja também algum desses mesmos propósitos? De onde ela se originou? Pois me parece, conforme eu disse no princípio, que ninguém teria sequer investigado a medicina se as mesmas dietas fossem adequadas tanto para os doentes quanto para os saudáveis. Entretanto, ainda hoje, os que não fazem uso da medicina, tanto os bárbaros quanto alguns gregos, seguem qualquer dieta que lhes apraz, da mesma forma que os saudáveis, e não se absteriam de nenhuma das coisas que desejam nem seriam comedidos. Mas, os que investigaram e descobriram a medicina, tendo o mesmo propósito que aqueles acerca dos quais tratou o meu discurso anterior, em primeiro lugar, conforme creio, reduziram a quantidade dessas mesmas comidas sólidas e, em vez de muitas, passaram a dar poucas.[35] Uma vez que isso foi bem-sucedido só algumas vezes para alguns dos doentes, e ficou claro que eles se beneficiaram – mas certamente não para todos, pois havia alguns em condições tais que nem mesmo um pouco de comida eram capazes de assimilar e pareciam precisar de algo mais fraco –, eles descobriram as sopas,[36] ao misturarem poucas quantidades das coisas fortes com muita água e removerem assim sua força por meio da combinação e da fervura. Porém, para aqueles que não podiam assimilar nem mesmo as sopas, eles também as suprimiram e passaram às bebidas,[37] certificando-se de que estivessem conforme a medida tanto na combinação quanto na quantidade, administrando-as nem mais nem menos do que o necessário.[38]

6. É preciso saber isto bem: para alguns doentes as sopas não são benéficas, mas o oposto, pois quando eles as tomam, suas febres e sofrimentos se intensificam. Está claro que o que foi ingerido se converteu em alimento e crescimento para a enfermidade, mas em corrupção[39] e debilidade para o corpo.

Hipócrates

Ὁκόσοι δ' ἂν τῶν ἀνθρώπων ἐν ταύτῃ τῇ διαθέσει ἐόντεσ προσενέγκωνται ξηρὸν σιτίον, ἢ μᾶζαν, ἢ ἄρτον, καὶ πάνυ σμικρὸν, δεκαπλασίωσ ἂν μᾶλλον καὶ ἐπιφανέστερον κακωθεῖεν ἢ ῥοφέοντεσ, δι' οὐδὲν ἄλλο ἢ διὰ τὴν ἰσχὺν τοῦ βρώματοσ πρὸσ τὴν διάθεσιν· καὶ ὅτῳ ῥοφέειν ξυμφέρει, ἐσθίειν δ' οὒ, εἰ πλείω φάγοι, πολὺ ἂν μᾶλλον κακωθείη ἢ ὀλίγα· καὶ εἰ ὀλίγα δὲ, πονήσειεν ἄν. Πάντα δὴ τὰ αἴτια τοῦ πόνου ἐσ τὸ αὐτὸ ἀνάγεται, τὰ ἰσχυρότατα μάλιστά τε καὶ ἐπιφανέστατα λυμαίνεσθαι τὸν ἄνθρωπον, καὶ τὸν ὑγιέα ἐόντα, καὶ τὸν νοσέοντα.

7. Τί οὖν φαίνεται ἑτεροῖον διανοηθεὶσ Ὁ καλεύμενοσ ἰητρὸσ καὶ Ὁμολογημένωσ χειροτέχνησ, ὃσ ἐξεῦρε τὴν ἀμφὶ τοὺσ κάμνοντασ δίαιτάν τε καὶ τροφὴν, ἢ κεῖνοσ Ὁ ἀπ' ἀρχῆσ τοῖσι πᾶσιν ἀνθρώποισι τροφὴν, ᾗ νῦν χρεόμεθα, ἐξ ἐκείνησ τῆσ ἀγρίησ καὶ θηριώδεοσ εὑρών τε καὶ παρασκευάσασ διαίτησ; ἐμοὶ μὲν γὰρ φαίνεται ὡυτὸσ τρόποσ, καὶ ἕν τι καὶ ὅμοιον τὸ εὕρημα. Ὁ μὲν, ὅσων μὴ ἠδύνατο ἡ φύσισ ἡ ἀνθρωπίνη ἐπικρατέειν ὑγιαίνουσα ἐμπιπτόντων, διὰ ἀγριότητά τε καὶ ἀκρησίην, Ὁ δὲ, ὅσων ἡ διάθεσισ, ἐν οἵῃ ἂν ἑκάστοτε ἕκαστοσ τύχῃ διακείμενοσ, μὴ ἦν δυνατὸσ ἐπικρατέειν, ταῦτα ἐζήτησεν ἀφελεῖν. Τί δὴ τοῦτ' ἐκείνου διαφέρει ἀλλ' ἢ πλέον τό γε εἶδοσ, καὶ ὅτι ποικιλώτερον, καὶ πλέονοσ πραγματείησ, ἀρχὴ δὲ κείνη ἡ πρότερον γενομένη;

8. Εἰ δέ τισ σκέπτοιτο τὴν τῶν καμνόντων δίαιταν πρὸσ τὴν τῶν ὑγιαινόντων, εὕροι ἂν οὐ βλαβερωτέρην ἤ περ τὴν τῶν ὑγιαινόντων πρὸσ τὴν τῶν θηρίων τε καὶ πρὸσ τὴν τῶν ἄλλων ζώων. Ἀνὴρ γὰρ κάμνων νουσήματι μήτε τῶν χαλεπῶν τε καὶ ἀφόρων, μήτ' αὖ τῶν παντάπασιν εὐηθέων, ἀλλ' ἢ αὐτέῳ ἐξαμαρτάνοντι μέλλει ἐπίδηλον ἔσεσθαι, εἰ ἐθέλει

Sobre a medicina antiga

Pois bem, todas as pessoas que, estando em tal condição,[40] ingerem comida sólida, bolo ou pão, mesmo em pequena quantidade, pioram dez vezes mais e de modo bem mais evidente do que se tivessem ingerido sopas, por nenhum motivo além da força da comida em relação aos seus estados. Para quem é benéfico tomar sopa, mas não comer sólidos, a piora será muito maior se comer muito do que se comer pouco, e mesmo se comer pouco, por outro lado, ainda assim sofrerá. Por conseguinte, todas as causas se reduzem à mesma:[41] as coisas mais fortes causam às pessoas danos mais graves e mais evidentes, tanto aos que estão saudáveis quanto aos doentes.[42]

7. O que então parece diferente entre o raciocínio daquele que é denominado médico e reconhecido como praticante, que descobriu a dieta e a alimentação propícias aos doentes, e o daquele que, desde o princípio, descobriu e preparou para todos os seres humanos a alimentação que hoje utilizamos, em lugar daquela dieta selvagem e bestial? Pois me parece que a razão é a mesma e a descoberta é única e idêntica.[43] Enquanto um busca suprimir as coisas que, uma vez ingeridas, não podem ser assimiladas pela natureza humana sadia por conta de seu caráter bestial e puro, o outro, ao seu turno, busca eliminar aquelas que cada pessoa, em qualquer condição em que se encontre, não pode assimilar. Em que então esta difere daquela senão por ser mais ampla em sua forma,[44] mais complexa[45] e exigir mais estudo diligente,[46] ainda que aquela seja o princípio e tenha surgido anteriormente?

8. Mas, se alguém examinar a dieta dos doentes em relação à dos saudaveis, descobrirá que ela não é mais prejudicial[47] do que a dos saudáveis em relação às dietas das feras e outros animais.[48] Com efeito, tomemos, por um lado, um homem que sofre de uma certa enfermidade que não é grave e incurável[49] nem também completamente benigna, mas que pode se tornar manifesta em caso de erro na dieta, e ele

Hipócrates

καταφαγεῖν ἄρτον, καὶ κρέασ, ἢ ἄλλο τι ὧν οἱ ὑγιαίνοντεσ ἐσθίοντεσ ὠφελέονται, μὴ πολλὸν, ἀλλὰ πολλῷ ἔλασσον, ἢ ὑγιαίνων ἂν ἠδύνατο· ἄλλοσ τε τῶν ὑγιαινόντων φύσιν ἔχων μήτε παντάπασιν ἀσθενέα, μήτ' αὖ ἰσχυρὴν, φαγών τι ὧν βοῦσ ἢ ἵπποσ φαγὼν ὠφελέοιτό τε καὶ ἰσχύοι, ὀρόβουσ, ἢ κριθὰσ, ἢ ἄλλο τι τῶν τοιουτέων μὴ πολὺ, ἀλλὰ πολλῷ μεῖον ἢ δύναιτο· οὐκ ἂν Ἧσσον Ὁ ὑγιαίνων τοῦτο ποιήσασ πονήσειέ τε καὶ κινδυνεύσειε κείνου τοῦ νοσέοντοσ, ὃσ τὸν ἄρτον ἢ τὴν μᾶζαν ἀκαίρωσ προσηνέγκατο. Ταῦτα δὴ πάντα τεκμήρια, ὅτι αὕτη ἡ τέχνη πᾶσα ἡ ἰητρικὴ τῇ αὐτέῃ Ὁδῷ ζετεομένη εὑρίσκοιτο ἄν.

9. Καὶ εἰ μὲν ἦν ἁπλῶσ, ὥσπερ ὑφηγέεται, ὅσα μὲν ἦν ἰσχυρό-τερα ἔβλαπτεν, ὅσα δ' ἦν ἀσθενέστερα ὠφέλεέ τε καὶ ἔτρεφε τὸν κάμνοντα καὶ τὸν ὑγιαίνοντα, εὐπετὲσ ἂν ἦν τὸ πρῆγμα· πολλὸν γὰρ τοῦ ἀσφαλέοσ ἂν ἔδει περιλαμβάνοντασ ἄγειν ἐπὶ τὸ ἀσθενέστατον. Νῦν δὲ οὐκ ἔλασσον ἁμάρτημα, οὐδὲ Ἧσσον λυμαίνεται τὸν ἄνθρωπον, ἢν ἐλάσσονα καὶ ἐνδεέστε-ρα τῶν ἱκανῶν προσφέρηται· τὸ γὰρ τοῦ λιμοῦ μέροσ δύναται ἰσχυρῶσ ἐν τῇ φύσει τοῦ ἀνθρώπου καὶ γυιῶσαι καὶ ἀσθενέα ποιῆσαι καὶ ἀποκτεῖναι. Πολλὰ δὲ καὶ ἄλλα κακὰ, ἑτεροῖα μὲν τῶν ἀπὸ πληρώσιοσ, οὐχ Ἧσσον δὲ ἅμα δεινὰ καὶ ἀπὸ κενώσιοσ· δι' ὧν πολλὸν ποικιλώτερά τε καὶ διὰ πλέονοσ ἀκριβίησ ἐστί. Δεῖ γὰρ μέτρου τινὸσ στοχάσασθαι· μέτρον δὲ, οὐδὲ σταθμὸν, οὐδὲ ἀριθμὸν οὐδένα ἄλλον, πρὸσ ὃ ἀναφέ-ρων εἴσῃ τὸ ἀκριβὲσ, οὐκ ἂν εὑροίησ ἄλλ' ἢ τοῦ σώματοσ τὴν αἴσθησιν· διὸ ἔργον οὕτω καταμαθεῖν ἀκριβέωσ, ὥστε σμικρὰ ἁμαρτάνειν ἔνθα ἢ ἔνθα· κἂν ἐγὼ τοῦτον τὸν ἰητρὸν ἰσχυρῶσ ἐπαινέοιμι τὸν σμικρὰ ἁμαρτάνοντα. Τὸ δ' ἀκριβὲσ ὀλιγάκισ

Sobre a medicina antiga

deseja comer pão e carne ou qualquer outra das coisas com as quais se beneficiam os saudáveis que as comem, não em grande quantidade, mas muito menos do que poderia caso estivesse saudável. E também um outro homem que, por outro lado, está saudável e não possui uma natureza completamente fraca nem também muito forte e come alguma das coisas com as quais o boi ou cavalo se beneficia e se fortalece quando as come – ervilhaca,[50] cevada ou algo desse tipo –, não em grande quantidade, mas bem menos do que poderia. Pois bem, esse homem saudável, fazendo isso, não sofrerá nem se arriscará menos do que aquele homem enfermo que ingeriu pão e bolo em momento inoportuno. Todas essas coisas são indicações claras[51] de que essa arte da medicina pode ser completamente descoberta pela mesma via.

9. Se fosse assim tão simples, conforme foi sugerido, e os alimentos mais fortes fossem sempre prejudiciais, da mesma forma que os mais fracos fossem benéficos e nutrissem tanto os doentes quanto os saudáveis, a questão seria fácil: pois seria necessário apenas recorrer a alimentos fracos para obter uma grande margem de segurança. Contudo, o erro não é menor, nem é menos danoso ao ser humano se alguém lhe administrar comida em quantidades menores e mais fracas do que o necessário. Pois o vigor da fome pode atuar violentamente na natureza do ser humano para debilitar, enfraquecer e matar. E muitos outros males, diferentes daqueles recorrentes da repleção,[52] mas não menos terríveis, também decorrem da depleção.[53,54] Por isso, a questão é muito mais complexa e requer mais precisão,[55] pois é preciso se ater a uma certa medida. Mas não encontrarás outra medida, nem número, nem peso, em referência à qual tu possas obter precisão, exceto a sensação do corpo.[56] Por isso é trabalhoso adquirir conhecimento com tanta precisão de modo a cometer apenas uns poucos erros aqui e ali. E eu, de minha parte, louvaria com veemência o médico que cometa somente pequenos erros. Mas o acerto total[57] é visto

Hipócrates

ἐστὶ κατιδεῖν· ἐπεὶ οἱ πολλοί γε τῶν ἰητρῶν ταύτά μοι δοκέουσι τοῖσι κακοῖσι κυβερνήτῃσι πάσχειν· καὶ γὰρ ἐκεῖνοι ὅταν ἐν γαλήνῃ κυβερνῶντεσ ἁμαρτάνωσιν, οὐ καταφανέεσ εἰσίν· ὅταν δὲ αὐτοὺσ κατάσχῃ χειμών τε μέγασ καὶ ἄνεμοσ ἐξώστησ, φανερῶσ ἤδη πᾶσιν ἀνθρώποισι δι᾽ ἀγνωσίην καὶ ἁμαρτίην δῆλοί εἰσιν ἀπολέσαντεσ τὴν ναῦν. Οὕτω δὴ καὶ οἱ κακοί τε καὶ πλεῖστοι ἰητροί, ὅταν μὲν θεραπεύωσιν ἀνθρώπουσ μηδὲν δεινὸν ἔχοντασ, ἐσ οὒσ ἄν τισ καὶ τὰ μέγιστα ἁμαρτάνων οὐδὲν δεινὸν ἐργάσαιτο, πολλὰ δὲ τὰ τοιαῦτα νουσήματα καὶ πολὺ πλέον τῶν δεινῶν ἀνθρώποισι ξυμβαίνει, ἐν μὲν δὴ τοῖσι τοιούτοισιν ἁμαρτάνοντεσ οὐ καταφανέεσ εἰσὶ τοῖσιν ἰδιώτῃσιν. Ὁκόταν δ᾽ ἐντύχωσι μεγάλῳ τε καὶ ἰσχυρῷ καὶ ἐπισφαλεῖ νουσήματι, τότε σφέων τὰ ἁμαρτήματα καὶ ἡ ἀτεχνίη πᾶσι καταφανήσ ἐστιν· οὐ γὰρ ἐσ μακρὸν αὐτέων ἑκατέρου αἱ τιμωρίαι, ἀλλὰ διὰ ταχέοσ πάρεισιν.

10. Ὅτι δὲ οὐδὲν ἐλάσσουσ ἀπὸ κενώσιοσ ἀκαίρου κακοπάθειαι γίνονται τῷ ἀνθρώπῳ ἢ καὶ ἀπὸ πληρώσιοσ, καταμανθάνειν καλῶσ ἔχει ἐπαναφέροντασ ἐπὶ τοὺσ ὑγιαίνοντασ. Ἔστι γὰρ οἷσιν αὐτέων ξυμφέρει μονοσιτέειν, καὶ τοῦτο διὰ τὸ ξυμφέρον οὕτωσ αὐτοὶ συνετάξαντο· ἄλλοισι δὲ ἀριστῆν, διὰ τὴν αὐτὴν ἀνάγκην· οὕτω γὰρ αὐτέοισι ξυμφέρει, καὶ μὴ τούτοισιν, οἳ δι᾽ ἡδονὴν ἢ δι᾽ ἄλλην τινὰ ξυγκυρίην ἐπετήδευσαν Ὁπότερον αὐτέων· τοῖσι μὲν γὰρ πλείστοισι τῶν ἀνθρώπων οὐδὲν διαφέρει πότερον ἂν ἐπιτηδεύσωσιν, εἴτε μονοσιτέειν, εἴτε ἀριστῆν, τουτέῳ τῷ ἔθεϊ χρέεσθαι. Εἰσὶ δέ τινεσ οἳ οὐκ ἂν δύναιντο, ἔξω τοῦ ξυμφέροντοσ ποιέοντεσ, ῥηϊδίωσ ἀπαλλάσσειν, ἀλλὰ ξυμβαίνει αὐτέων ἑκατέροισι παρ᾽ ἡμέρην μίην, καὶ ταύτην οὐχ ὅλην μεταβάλλουσιν, ὑπερφυῆσ κακοπαθείη. Οἱ μὲν γὰρ ἢν ἀριστήσωσι μὴ ξυμφέροντοσ αὐτέοισιν,

Sobre a medicina antiga

poucas vezes. Sendo assim, me parece que a maioria dos médicos está na mesma situação em que os maus timoneiros. Pois, quando eles erram navegando em calmaria, os erros não ficam evidentes. Porém, quando uma grande tempestade e ventos contrários os envolvem, será claramente visível para todas as pessoas que eles perderam o navio por ignorância e erro. Do mesmo modo, quando os maus médicos, que são a maioria,[58] tratam pessoas que não possuem nada grave e às quais nenhum dano grave ocorreria caso alguém cometesse os maiores erros – são muitas as enfermidades desse tipo e elas acometem as pessoas mais do que as graves –, os seus erros nesses casos não são evidentes para os leigos. Mas, por outro lado, quando se deparam com uma grande enfermidade, violenta e perigosa, os seus erros e sua incompetência serão evidentes para todos. Com efeito, em ambos os casos os castigos não tardam, mas se apresentam rapidamente.

10. Que os sofrimentos intensos decorrentes da depleção inoportuna[59] que acomete as pessoas não são menos graves do que os decorrentes da repleção, pode ser bem compreendido quando se faz referência às pessoas saudáveis.[60] Com efeito, há alguns aos quais é benéfico[61] fazer uma única refeição ao dia[62] e, justamente por causa desse benefício, eles se organizaram de tal maneira, mas, para outros, pela mesma necessidade, é benéfico também uma segunda refeição. Mas há também os que adotam uma dessas duas práticas por prazer ou por outra circunstância. Porque para a maioria das pessoas não faz nenhuma diferença qual das duas escolham, se fazem uma única refeição ou duas, para adotá-la como hábito. Porém, há alguns que não podem se recuperar facilmente quando fazem algo fora do que lhes é benéfico e, em qualquer um dos dois casos, padecem sofrimentos intensos se mudarem de hábito por um único dia que seja, ainda que não o dia inteiro. Com efeito, se algumas pessoas almoçam quando não é benéfico para elas,

Hipócrates

εὐθὺσ βαρέεσ καὶ νωθροὶ τὸ σῶμα καὶ τὴν γνώμην, χάσμησ τε καὶ νυσταγμοῦ καὶ δίψησ πλήρεεσ· ἢν δὲ ἐπιδειπνήσωσι, καὶ φῦσα καὶ στρόφοσ καὶ ἡ κοιλίη καταρρήγνυται· καὶ πολλοῖσιν ἀρχὴ νούσου αὕτη μεγάλησ ἐγένετο, ἢν τὰ αὐτὰ σιτία, ἃ μεμαθήκεσαν ἅπαξ ἀναλίσκειν, δὶσ προσενέγκηται, καὶ μηδὲν ἔτι πλέον. Τοῦτο δὲ, ἢν ἀριστῆν μεμαθηκώσ τισ, καὶ οὕτωσ αὐτέῳ ξυμφέρον, μὴ ἀριστήσῃ, ὅταν τάχιστα παρέλθῃ ἡ ὥρη, εὐθὺσ ἀδυναμίη δεινή, τρόμοσ, ἀψυχίη· ἐπὶ τούτοισιν ὀφθαλμοὶ χλωρότεροι, οὖρον παχὺ καὶ θερμὸν, στόμα πικρὸν, καὶ τὰ σπλάγχνα οἱ δοκέει κρεμᾶσθαι, σκοτοδινίη, δυσθυμίη, δυσεργίη· ταῦτα δὲ πάντα, καὶ ὅταν δειπνέειν ἐπιχειρήσῃ, ἀηδέστεροσ μὲν Ὁ σῖτοσ, ἀναλίσκειν δὲ οὐ δύναται ὅσα ἀριστιζόμενοσ πρότερον ἐδείπνεε· ταῦτα δὲ αὐτὰ μετὰ στρόφου τε καὶ ψόφου καταβαίνοντα ξυγκαίει τὴν κοιλίην, δυσκοιτέουσί τε καὶ ἐνυπνιάζονται τεταραγμένα καὶ θορυβώδεα· πολλοῖσι δὲ καὶ τουτέων αὕτη ἀρχὴ νούσου ἐγένετο.

11. Σκέψασθαι δὲ χρὴ διὰ τίνασ προφάσιασ αὐτέοισι ταῦτα ξυνέβη· τῷ μὲν, οἶμαι, μεμαθηκότι μονοσιτέειν, ὅτι οὐκ ἀνέμεινε τὸν χρόνον τὸν ἱκανὸν μέχρισ αὐτέου ἡ κοιλίη τῶν τῇ προτεραίῃ προσενηνεγμένων σιτίων ἀπολαύσῃ τελέωσ, καὶ ἐπικρατήσῃ, καὶ λαπαχθῇ τε καὶ ἡσυχάσῃ, ἀλλ᾽ ἐπιζέουσάν τε καὶ ἐζυμωμένην καινὰ ἐπεσηνέγκατο· αἱ δὲ τοιαῦται κοιλίαι πολλῷ τε βραδύτερον πέσσουσι, καὶ πλέονοσ δέονται ἀναπαύσιόσ τε καὶ ἡσυχίησ. Ὁ δὲ μεμαθηκὼσ ἀριστίζεσθαι, ὅτι οὐκ, ἐπειδὴ τάχιστα ἐδεήθη τροφῆσ τὸ σῶμα, καὶ τὰ πρότερα κατανάλωτο, καὶ οὐκ εἶχεν οὐδεμίην ἀπόλαυσιν, εὐθέωσ αὐτέῳ παρεγένετο καινὴ τροφή, φθίνει δὴ καὶ ξυντήκεται ὑπὸ λιμοῦ. Πάντα γὰρ, ἃ λέγω πάσχειν τὸν τοιοῦτον ἄνθρωπον, λιμῷ ἀνατίθημι.

Sobre a medicina antiga

imediatamente se tornam pesadas e preguiçosas tanto no corpo quanto no entendimento[63] e são dominadas por bocejos, sonolência e sede. Mas, se comem também uma segunda refeição, há flatulência, cólica e diarreia intensa. Para muitos, este é o princípio de uma grande enfermidade, mesmo se a quantidade de comida nas duas refeições seja a mesma que consomem em uma só e não mais. Por outro lado, se alguém está acostumado a almoçar – e isso é benéfico para ele – e não almoça, tão logo passe da hora ele sofre imediatamente de fraqueza terrível, tremores e desmaios. Depois disso, os olhos se tornam fundos, a urina mais pálida e mais quente, gosto amargo na boca, suas vísceras parecem revolver, sente tonturas, abatimento e dificuldade para trabalhar. Além de todas essas coisas, quando tenta comer, a comida se torna mais nauseante, e ele não pode digerir as coisas que antes costumava comer, quando almoçava. Esses mesmos alimentos, quando descem acompanhados de cólicas e ruídos, inflamam o ventre, e as pessoas dormem mal e têm sonhos perturbadores e turbulentos. Para muitas delas, isto se torna o princípio de uma enfermidade.

II. É preciso investigar por que causa[64] tais coisas ocorreram com eles. No caso de quem está acostumado a fazer uma única refeição, eu creio que ele não esperou o tempo suficiente para que o seu ventre[65] tenha aproveitado e assimilado completamente os alimentos ingeridos no dia anterior e esteja vazio e descansado, mas introduziu novos alimentos enquanto o ventre ainda estava em ebulição e fermentação. Em tais pessoas, os ventres digerem[66] muito mais lentamente e precisam de mais relaxamento e descanso. Mas, quanto a quem está acostumado também a almoçar, é porque o corpo precisava de alimentos rapidamente, os da véspera já haviam sido consumidos e nada havia para aproveitar, não foi dado a ele imediatamente novo alimento, e assim o corpo se corrompe e definha pela ação da fome. Com efeito, todas as coisas que eu digo que ocorrem ao ser humano eu atribuo à fome.

Hipócrates

Φημὶ δὲ καὶ τοὺσ ἄλλουσ ἀνθρώπουσ ἄπαντασ, οἵ τινεσ ἂν ὑγιαίνοντεσ ἄσιτοι δύο ἢ τρεῖσ ἡμέρασ γένωνται, ταῦτα πείσεσθαι οἷα περὶ τῶν ἀναρίστων γενομένων εἴρηκα.

12. Τὰσ δὲ τοιαύτασ φύσιασ ἔγωγέ φημι, τὰσ ταχέωσ τε καὶ ἰσχυρῶσ τῶν ἁμαρτημάτων ἀπολαυούσασ, ἀσθενεστέρασ εἶναι τῶν ἑτέρων· ἐγγύτατα δὲ τοῦ ἀσθενέοντόσ ἐστιν Ὁ ἀσθενήσ· ἔστι δὲ ἀσθενέστεροσ Ὁ ἀσθενέων, καὶ μᾶλλον αὐτέῳ προσήκει ὅ τι ἂν τοῦ καιροῦ ἀποτυγχάνῃ, πονέειν. Χαλεπὸν, μὴ τοιαύτησ ἀκριβίησ ἐούσησ περὶ τὴν τέχνην, τυγχάνειν αἰεὶ τοῦ ἀτρεκεστάτου· πολλὰ δὲ εἴδεα κατ' ἰητρικὴν ἐσ τοσαύτην ἀκριβίην ἥκει, περὶ ὧν εἰρήσεται. Οὐ φημὶ δὴ διὰ τοῦτο δεῖν τὴν τέχνην ὡσ οὐκ ἐοῦσαν οὐδὲ καλῶσ ζητεομένην τὴν ἀρχαίην ἀποβαλέσθαι, εἰ μὴ ἔχει περὶ πάντα ἀκριβίην, ἀλλὰ πολὺ μᾶλλον, διὰ τὸ ἐγγὺσ, οἶμαι, τοῦ ἀτρεκεστάτου Ὁμοῦ δύνασθαι ἥκειν λογισμῷ, προσίεσθαι, καὶ ἐκ πολλῆσ ἀγνωσίησ θαυμάζειν τὰ ἐξευρημένα, ὡσ καλῶσ καὶ ὀρθῶσ ἐξεύρηται, καὶ οὐκ ἀπὸ τύχησ.

13. Ἐπὶ δὲ τῶν τὸν καινὸν τρόπον τὴν τέχνην ἐξ ὑποθέσιοσ ζητεόντων λόγον ἐπανελθεῖν βούλομαι. Εἰ γάρ ἐστι θερμὸν, ἢ ψυχρὸν, ἢ ξηρὸν, ἢ ὑγρὸν τὸ λυμαινόμενον τὸν ἄνθρωπον, καὶ δεῖ τὸν ὀρθῶσ ἰητρεύοντα βοηθέειν τῷ μὲν θερμῷ ἐπὶ τὸ ψυχρὸν, τῷ δὲ ψυχρῷ ἐπὶ τὸ θερμὸν, τῷ δὲ ξηρῷ ἐπὶ τὸ ὑγρὸν, τῷ δ' ὑγρῷ ἐπὶ τὸ ξηρόν· ἔστω μοι ἄνθρωποσ μὴ τῶν ἰσχυρῶν φύσει, ἀλλὰ τῶν ἀσθενεστέρων· οὗτοσ δὲ πυροὺσ ἐσθιέτω οὓσ ἂν ἀπὸ τῆσ ἄλω ἀνέλῃ, ὠμοὺσ καὶ ἀργοὺσ, καὶ κρέα ὠμὰ, καὶ πινέτω ὕδωρ. Ταύτῃ χρεόμενοσ τῇ διαίτῃ, εὖ οἶδ' ὅτι πείσεται πολλὰ καὶ δεινά· καὶ γὰρ πόνουσ πονήσει, καὶ τὸ σῶμα ἀσθενὲσ ἔσται, καὶ ἡ κοιλίη φθαρήσεται, καὶ ζῆν πουλὺν χρόνον οὐ δυνήσεται. Τί δεῖ τοιγαροῦν βοήθημα παρασκευάσασθαι ὧδ' ἔχοντι; θερμὸν, ἢ ψυχρὸν, ἢ ξηρὸν, ἢ ὑγρόν; δῆλον γὰρ ὅτι τουτέων

40

Sobre a medicina antiga

E afirmo também que todos os outros seres humanos, por saudáveis que sejam, se passarem dois ou três dias sem comer, sofrerão os mesmos efeitos que mencionei em relação aos que deixam de almoçar.[67]

12. Mas as naturezas desse tipo, eu afirmo, que sentem de modo rápido e violento o efeito dos erros, são mais fracas do que as outras. Um indivíduo fraco está mais próximo de um enfermo, mas o enfermo é ainda mais fraco, e compete a ele sofrer mais por qualquer desvio do instante crítico.[68] Mas é difícil, ainda que exista uma tal precisão em relação a essa arte, atingir sempre a exatidão. Porém, muitos aspectos da medicina, acerca dos quais se falará mais adiante, alcançaram uma tal precisão.[69] Portanto, eu não afirmo que, por isso, se deva rejeitar essa antiga arte como se ela não fosse consistente[70] ou não tivesse sido admiravelmente investigada, só porque não possui exatidão acerca de tudo, mas, muito pelo contrário, como ela foi capaz, segundo creio, de atingir exatidão pelo raciocínio partindo da ignorância total, deve-se admirar as suas descobertas, que foram feitas de modo admirável e correto e não por obra do acaso.[71]

13. Mas eu quero voltar ao discurso daqueles que investigam a arte de uma nova maneira, a partir de uma suposição. Pois se o que é danoso ao ser humano é algo quente, ou frio, ou seco, ou úmido, é necessário a quem cura corretamente prestar auxílio mediante o quente contra o frio, o frio contra o quente, o seco contra o úmido e o úmido contra o seco. Suponhamos que uma pessoa[72] sem natureza forte, mas fraca, coma grãos de trigo recém-colhidos da planta, crus e sem preparo, e também carne crua e beba água. Valendo-se de uma tal dieta, eu sei muito bem que ela sofrerá muitos males terríveis: pois sofrerá dores, seu corpo ficará fraco, sua digestão se arruinará e não poderá viver muito tempo. Qual auxílio deve ser preparado para uma pessoa em tal estado? O quente, o frio, o seco ou o úmido? É claro que deve ser algum

Hipócrates

τι. Εἰ γὰρ τὸ λυμαινόμενόν ἐστι τουτέων τὸ ἕτερον, τῷ ὑπεναντίῳ προσήκει λῦσαι, ὡσ Ὁ ἐκείνων λόγοσ ἔχει. Τὸ μὲν γὰρ βεβαιότατόν τε καὶ προφανέστατον φάρμακον, ἀφελόντα τὰ διαιτήματα οἷσιν ἐχρῶτο, ἀντὶ μὲν τῶν πυρῶν ἄρτον διδόναι, ἀντὶ δὲ τῶν ὠμῶν κρεῶν ἑφθὰ, πιεῖν τε ἐπὶ τούτοισιν οἴνου· ταῦτα μεταβάλλοντα οὐχ οἷόν τε μὴ ὑγιέα γενέσθαι, ἤν γε μὴ παντάπασιν ᾖ διεφθαρμένοσ ὑπὸ χρόνου τε καὶ τῆσ διαίτησ. Τί δὴ φήσομεν; πότερον αὐτέῳ ὑπὸ ψυχροῦ κακοπαθέοντι θερμὰ ταῦτα προσενέγκαντεσ ὠφέλησαν, ἢ τἀναντία; οἶμαι γὰρ ἔγωγε πολλὴν ἀπορίην ἐρωτηθέντι παρασχεῖν· Ὁ γὰρ τὸν ἄρτον σκευάζων τῶν πυρῶν τὸ θερμὸν, ἢ τὸ ψυχρὸν, ἢ τὸ ξηρὸν, ἢ τὸ ὑγρὸν ἀφείλατο; οὗτοσ γὰρ καὶ πυρὶ καὶ ὕδατι δίδοται, καὶ πολλοῖσιν εἴργασται, ὦν ἕκαστον ἰδίην δύναμιν καὶ φύσιν ἔχει, καὶ τὰ μὲν τῶν ὑπαρχόντων ἀποβέβληκεν, ἄλλοισι δὲ κέκρηται καὶ μέμικται.

14. Οἶδα μὲν γὰρ καὶ τάδε δήπου, ὅτι διαφέρει ἐσ τὸ σῶμα τοῦ ἀνθρώπου καθαρὸσ ἄρτοσ ἢ ξυγκομιστὸσ, ἢ ἀπτίστων πυρῶν ἢ ἐπτισμένων, ἢ πολλῷ ὕδατι πεφυρημένοσ, ἢ ὀλίγῳ, ἰσχυρῶσ πεφυρημένοσ ἢ ἀφύρητοσ, ἢ ἔξοπτοσ, ἢ ἔνωμοσ, ἄλλα τε πρὸσ τουτέοισι μυρία· ὡσ δ᾽ αὕτωσ καὶ περὶ μάζησ· καὶ αἱ δυνάμιεσ μεγάλαι τε ἑκάστου, καὶ οὐδὲν ἡ ἑτέρη τῇ ἑτέρῃ ἐοικυῖα. Ὅστισ δὲ ταῦτα οὐκ ἐπέσκεπται, ἢ σκεπτόμενος οὐκ οἶδε, πῶσ ἄν τι οὗτοσ δύναιτο τῶν κατὰ τὸν ἄνθρωπον παθημάτων εἰδέναι; ὑπὸ γὰρ ἑνὸσ ἑκάστου τουτέων πάσχει τε καὶ ἑτεροιοῦται Ὁ ἄνθρωποσ ἢ τοῖον ἢ τοῖον· καὶ διὰ τουτέων πᾶσ Ὁ βίοσ καὶ ὑγιαίνοντι, καὶ ἐκ νούσου ἀνατρεφομένῳ, καὶ κάμνοντι. Οὐκ ἂν οὖν ἕτερα τουτέων χρησιμώτερα, οὐδ᾽ ἀναγκαιότερα ἔη εἰδέναι δήπου.

Sobre a medicina antiga

destes: pois se o que é danoso é um ou outro, é adequado removê-lo por meio do seu contrário,[73] conforme estabelece o discurso deles. De fato, o remédio mais seguro e mais óbvio é abandonar a dieta que ele seguia e dar pão em vez de grãos de trigo, carne cozida em lugar de crua e também um pouco de vinho para beber. Com tais mudanças, é impossível que não recupere a saúde, a menos que já esteja completamente arruinado por seguir aquela dieta por muito tempo. O que diremos em tal caso? Que ele sofria pela ação do frio e se beneficiou ao lhe administrarem coisas quentes, ou o contrário? Eu creio, portanto, ter produzido aqui uma grande dificuldade a quem for assim interrogado.[74] Pois aquele que produziu o pão removeu dos grãos de trigo o quente, o frio, o seco ou o úmido? Pois aquilo que foi colocado no fogo e na água e foi preparado de muitos outros modos, cada um dos quais contando com seu próprio poder e natureza,[75] perdeu algumas de suas propriedades, mas, por outro lado, ganhou outras pela combinação e pela mistura.

14. Com efeito, eu sei muito bem o seguinte: que faz diferença para o corpo humano se o pão é feito com farinha refinada ou não refinada, com trigo joeirado ou não joeirado,[76] amassado com muita ou pouca água, bem amassado ou sem amassar, bem assado ou pouco assado, e incontáveis diferenças além dessas. O mesmo se dá em relação ao pão de cevada. São grandes os poderes em cada caso e nenhum é similar ao outro. Mas como alguém que não examinou essas questões ou que, mesmo examinando-as, nada aprendeu poderia conhecer algo acerca das afecções do ser humano?[77] Pois mediante cada uma dessas coisas o ser humano é afetado e alterado de um modo ou de outro, e delas depende toda a vida de uma pessoa, esteja ela saudável, recuperando-se de enfermidade, ou enferma. Portanto, não poderia haver outras coisas mais úteis e mais necessárias para conhecer do que estas, conforme as descobriram os primeiros descobridores, investigando

Hipócrates

Ὥστε καλῶσ καὶ λογισμῷ προσήκοντι ζητήσαντεσ πρὸσ τὴν τοῦ ἀνθρώπου φύσιν εὗρον αὐτὰ οἱ πρῶτοι εὑρόντεσ, καὶ ᾠήθησαν ἀξίην τὴν τέχνην θεῷ προσθεῖναι, ὡσ καὶ νομίζεται. Οὐ γὰρ τὸ ξηρὸν, οὐδὲ τὸ ὑγρὸν, οὐδὲ τὸ θερμὸν, οὐδὲ τὸ ψυχρὸν, οὐδ᾽ ἄλλο τουτέων οὐδὲν ἡγησάμενοι οὔτε λυμαίνεσθαι οὔτε προσδέεσθαι οὐδενὸσ τουτέων τὸν ἄνθρωπον, ἀλλὰ τὸ ἰσχυρὸν ἑκάστου καὶ τὸ κρέσσον τῆσ φύσιοσ τῆσ ἀνθρωπίνησ· οὗ μὴ ἠδύνατο κρατέειν, τοῦτο βλάπτειν ἡγήσαντο, καὶ τοῦτο ἐζήτησαν ἀφελέειν. Ἰσχυρότατον δέ ἐστι τοῦ μὲν γλυκέοσ τὸ γλυκύτατον, τοῦ δὲ πικροῦ τὸ πικρότατον, τοῦ δὲ ὀξέοσ τὸ ὀξύτατον, ἑκάστου δὲ πάντων τῶν ἐόντων ἡ ἀκμή· ταῦτα γὰρ ἑώρων καὶ τῷ ἀνθρώπῳ ἐνεόντα καὶ λυμαινόμενα τὸν ἄνθρωπον. Ἔνι γὰρ ἀνθρώπῳ καὶ πικρὸν καὶ ἁλμυρὸν, καὶ γλυκὺ καὶ ὀξὺ, καὶ στρυφνὸν καὶ πλαδαρὸν, καὶ ἄλλα μυρία, παντοίασ δυνάμιασ ἔχοντα, πλῆθόσ τε καὶ ἰσχύν. Ταῦτα μὲν μεμιγμένα καὶ κεκρημένα ἀλλήλοισιν οὔτε φανερά ἐστιν, οὔτε λυπέει τὸν ἄνθρωπον· ὅταν δέ τι τουτέων ἀποκριθῇ, καὶ αὐτὸ ἐφ᾽ ἑωυτοῦ γένηται, τότε καὶ φανερόν ἐστι καὶ λυπέει τὸν ἄνθρωπον. Τοῦτο δὲ, τῶν βρωμάτων ὅσα ἡμῖν ἀνεπιτήδειά ἐστι καὶ λυμαίνεται τὸν ἄνθρωπον ἐμπεσόντα, τουτέων ἕκαστον ἢ πικρόν τι καὶ ἄκρητόν ἐστιν, ἢ ἁλμυρὸν ἢ ὀξὺ, ἢ ἄλλο τι ἄκρητόν τε καὶ ἰσχυρὸν, καὶ διὰ τοῦτο ταρασσόμεθα ὑπ᾽ αὐτέων, ὥσπερ καὶ ὑπὸ τῶν ἐν τῷ σώματι ἀποκρινομένων. Πάντα δὲ ὅσα ἄνθρωποσ ἐσθίει ἢ πίνει, τὰ τοιαῦτα βρώματα ἥκιστα τουτέου χυμοῦ ἀκρήτου τε καὶ διαφέροντοσ δῆλα ἔσται μετέχοντα, οἷον ἄρτοσ τε καὶ μᾶζα καὶ τὰ ἑπόμενα τουτέοισιν οἷσιν εἴθισται ὤνθρωποσ πλείστοισί τε καὶ αἰεὶ χρέεσθαι, ἔξω τῶν πρὸσ ἡδονήν τε καὶ κόρον ἠρτυμένων τε καὶ ἐσκευασμένων· καὶ ἀπὸ τουτέων πλείστων ἐσιόντων ἐσ τὸν ἄνθρωπον ταραχή τε καὶ ἀπόκρι-

Sobre a medicina antiga

admiravelmente mediante um raciocínio apropriado direcionado à natureza do ser humano,[78] a ponto de considerarem tal arte digna de ser atribuída a um deus, conforme se reconhece atualmente.[79] Pois eles não acreditaram que o seco, ou o úmido, ou o quente, ou o frio, ou qualquer outra dessas coisas eram prejudiciais ao ser humano, nem que este tivesse alguma necessidade delas, mas sim a força de cada alimento e o que, sendo mais poderoso que a natureza humana, não podia ser assimilado por ela, foi justamente isso que consideraram prejudicial e foi isso que procuraram eliminar. O mais forte do doce é o dulcíssimo, do amargo o amarguíssimo, do ácido o acérrimo, e de cada um de todos os componentes o seu grau máximo.[80] Assim, eles viram que essas mesmas coisas também estavam presentes no ser humano e eram nocivas ao ser humano. Pois no ser humano estão presentes o salgado, o amargo, o doce, o ácido, o adstringente, o insípido e inúmeras outras coisas dotadas de poderes distintos em quantidade e força.[81] Essas coisas, quando misturadas e combinadas umas com as outras, não se manifestam nem causam dor ao ser humano.[82] Mas, quando alguma delas se separa e permanece isolada em si mesma, torna-se manifesta e provoca dor ao ser humano.[83] Por outro lado, no que concerne aos alimentos, todos os que são inadequados para nós e danosos ao ser humano quando ingeridos, cada um deles individualmente é ou amargo, ou salgado, ou ácido ou alguma outra coisa pura e forte, e é por isso que somos desarranjados por eles, assim como pelas coisas que se separam dentro do corpo. Mas é claro que todas as coisas que o ser humano come ou bebe regularmente participam em grau menor de um tal humor tão puro e predominante,[84] por exemplo, o pão, o bolo de trigo e outros alimentos similares, dos quais o ser humano está acostumado a se servir em grandes quantidades e com frequência, com exceção das que são temperadas e preparadas visando ao prazer e à saciedade. Esses alimentos, mesmo quando são ingeridos em grandes quantidades, geram no ser humano bem menos

Hipócrates

σισ τῶν ἀμφὶ τὸ σῶμα δυναμίων ἥκιστα γίνεται, ἰσχὺσ δὲ, καὶ αὔξησισ, καὶ τροφὴ μάλιστα, δι' οὐδὲν ἕτερον γίνεται, ἢ ὅτι εὖ τε ξυγκέκρηται, καὶ οὐδὲν ἔχει ἄκρητον, οὐδὲ ἰσχυρὸν, ἀλλ' ὅλον ἕν τε γέγονε καὶ ἁπλόον καὶ μὴ ἰσχυρόν.

15. Ἀπορέω δ' ἔγωγε, οἱ τὸν λόγον ἐκεῖνον λέγοντεσ, καὶ ἀπάγοντεσ ἐκ ταύτησ τῆσ Ὁδοῦ ἐπὶ ὑπόθεσιν τὴν τέχνην, τίνα ποτὲ τρόπον θεραπεύσουσι τοὺσ ἀνθρώπουσ, ὥσπερ ὑποτίθενται. Οὐ γάρ ἐστιν αὐτέοισιν, ὡσ ἐγὼ οἶμαι, ἐξευρημένον αὐτό τι ἐφ' ἑωυτοῦ θερμὸν, ἢ ψυχρὸν, ἢ ξηρὸν, ἢ ὑγρὸν, μηδενὶ ἄλλῳ εἴδεϊ κοινωνέον, ἀλλ' οἶμαι ἔγωγε ταῦτα πόματα καὶ βρώματα αὐτέοισιν ὑπάρχειν οἷσι πάντεσ χρεόμεθα. Προστιθέασι δὲ τῷ μὲν εἶναι θερμῷ, τῷ δὲ ψυχρῷ, τῷ δὲ ξηρῷ, τῷ δὲ ὑγρῷ. Ἐπεὶ ἐκεῖνό γε ἄπορον προστάξαι τῷ κάμνοντι, θερμόν τι προσενέγκασθαι· εὐθὺσ γὰρ ἐρωτήσει, τί ἐστιν; ὥστε ληρέειν ἀνάγκη, ἢ ἐσ τουτέων τι τῶν γινωσκομένων καταφεύγειν. Εἰ δὲ δὴ τυγχάνει τὸ μὲν θερμὸν ἐὸν στριφνὸν, ἄλλο δὲ θερμὸν ἐὸν πλαδαρὸν, ἄλλο δὲ θερμὸν, ἄραδον ἔχον (ἔστι γὰρ καὶ ἄλλα πολλὰ θερμὰ καὶ ἄλλασ πολλὰσ δυνάμιασ ὑπεναντίασ ἑωυτοῖσιν ἔχοντα), δεήσει δέ τι αὐτέων προσενεγκεῖν, ἢ τὸ θερμὸν καὶ στριφνὸν, ἢ τὸ θερμὸν καὶ πλαδαρὸν, ἢ ἅμα τὸ ψυχρὸν καὶ στριφνὸν (ἔστι γὰρ καὶ τοῦτο), καὶ τὸ ψυχρόν τε καὶ πλαδαρόν· ὡσ μὲν γὰρ ἔγωγε οἶδα, πᾶν τοὐναντίον ἀφ' ἑκατέρου αὐτέων ἀποβαίνει, καὶ οὐ μόνον ἐν ἀνθρώπῳ, ἀλλὰ καὶ ἐν σκύτεϊ καὶ ἐν ξύλῳ καὶ ἐν ἄλλοισι πολλοῖσιν ἅ ἐστιν ἀνθρώπου ἀναισθητότερα· οὐ γὰρ τὸ θερμόν ἐστι τὸ τὴν μεγάλην δύναμιν ἔχον, ἀλλὰ τὸ στρυφνὸν καὶ τὸ πλαδαρὸν, καὶ τἆλλα ὅσα μοι εἴρηται, καὶ ἐν τῷ ἀνθρώπῳ, καὶ ἔξω τοῦ ἀνθρώπου, καὶ ἐσθιόμενα καὶ πινόμενα καὶ ἔξωθεν ἐπιχριόμενά τε καί πωσ πλασσόμενα.

Sobre a medicina antiga

desarranjo e separação dos poderes dentro do corpo[85] do que os outros, e bem mais força, crescimento e nutrição, por nenhuma outra razão senão que estão bem misturados e não possuem nada puro e forte, mas se tornam um todo único e simples.

15. De minha parte, tenho dificuldade[86] para entender como os que professam aquela teoria e conduzem a arte fora da presente via e com base em uma suposição podem tratar dos seres humanos em conformidade com o que eles mesmos supõem. Pois eles não descobriram, eu penso, algo que seja em si e por si mesmo quente, ou frio, ou seco, ou úmido, sem compartilhar de algum outro aspecto.[87] Porém, de minha parte, eu penso que eles dispunham dos mesmos alimentos e bebidas que todos nós utilizamos. Mas eles atribuíam a um o ser quente, a outro o ser frio, a outro o ser seco, e a outro o ser úmido, uma vez que é certamente inútil prescrever ao enfermo que tome algo quente, pois ele perguntará imediatamente: o quê? Desse modo, será necessário divagar ou recorrer a alguma das coisas quentes que são conhecidas. Mas, se ocorre de algo quente ser também adstringente, algo outro quente e insípido, e outro quente e causa de distúrbio estomacal – pois há também muitas outras coisas quentes que possuem muitos poderes opostos entre si –, então fará diferença prescrever o quente e o adstringente, ou o quente e o insípido, ou ao mesmo tempo o frio e o adstringente – pois há também tal coisa – ou ainda o frio e o insípido. Pois, até onde eu sei, de cada um desses pares resultam efeitos totalmente contrários, não apenas no ser humano, mas também no couro, na madeira e também em outras coisas menos sensíveis do que o ser humano.[88] Pois não é o quente que possui um grande poder, mas o adstringente, o insípido e as outras coisas mencionadas por mim, tanto dentro do ser humano quanto fora do ser humano, sejam elas ingeridas sob a forma de alimentos e bebidas ou aplicadas externamente sob a forma de unguentos e emplastros.[89]

16. Ψυχρότητα δ' ἔγωγε καὶ θερμότητα πασέων ἥκιστα τῶν δυναμίων νομίζω δυναστεύειν ἐν τῷ σώματι διὰ τάσδε τὰς προφάσιασ· ὃν μὲν ἂν δήπου χρόνον μεμιγμένα αὐτὰ αὐτέοισιν, ἅμα τὸ ψυχρόν τε καὶ θερμὸν ἔῃ, οὐ λυπέει· κρῆσισ γὰρ καὶ μετριότησ τῷ μὲν ψυχρῷ γίνεται ἀπὸ τοῦ θερμοῦ, τῷ δὲ θερμῷ ἀπὸ τοῦ ψυχροῦ· ὅταν δὲ ἀποκριθείη χωρὶσ ἑκάτερον, τότε λυπέει· ἐν δὲ δὴ τουτέῳ τῷ καιρῷ, ὅταν τὸ ψυχρὸν ἐπιγένηται καί τι λυπήσῃ τὸν ἄνθρωπον, διὰ ταχέοσ πρῶτον δι' αὐτὸ τοῦτο πάρεστι τὸ θερμὸν αὐτόθεν ἐκ τοῦ ἀνθρώπου, οὐδεμιῆσ βοηθείησ οὐδὲ παρασκευῆσ δεόμενον· καὶ ταῦτα καὶ ἐν ὑγιαίνουσι τοῖσιν ἀνθρώποισιν ἀπεργάζεται, καὶ ἐν κάμνουσιν. Τοῦτο μὲν, εἴ τισ θέλει ὑγιαίνων χειμῶνοσ διαψῦξαι τὸ σῶμα, ἢ λουσάμενος ψυχρῷ, ἢ ἄλλῳ τῳ τρόπῳ, ὅσῳ ἂν αὐτὸ ἐπιπλέον ποιήσῃ, καὶ ἤν γε μὴ παντάπασι παγῇ τὸ σῶμα, ὅταν εἵματα λάβῃ καὶ ἔλθῃ ἐσ τὴν σκέπην, μᾶλλον καὶ ἐπὶ πλέον θερμαίνεται τὸ σῶμα. Τοῦτο δὲ, εἰ θέλοι ἐκθερμανθῆναι στερεῶσ ἢ λουτρῷ θερμῷ, ἢ πολλῷ πυρὶ, ἐκ δὲ τουτέου τὸ ωὐτὸ εἷμα ἔχων ἐν τῷ αὐτέῳ χωρίῳ τὴν διατριβὴν ποιέεσθαι, ὥσπερ διεψυγμένοσ, πολὺ φανεῖται καὶ ψυχρότεροσ καὶ ἄλλωσ φρικαλεώτεροσ. Εἰ ῥιπιζόμενόσ τισ ὑπὸ πνίγεοσ καὶ παρασκευαζόμενος αὐτὸσ ἑωυτῷ ψύχοσ ἐκ τοιούτου ἂν τρόπου, διαπαύσαιτο τοῦτο ποιέων, δεκαπλάσιον ἔσται τὸ καῦμα καὶ τὸ πνῖγοσ ἢ τῷ μηδὲν τουτέων ποιέοντι. Τὰ δὲ δὴ καὶ πουλὺ μείζω, ὅσοι ἂν διὰ χιόνοσ ἢ ἄλλησ ψύξιοσ βαδίσαντες ῥιγώσωσι διαφερόντωσ πόδασ, ἢ χεῖρασ, ἢ κεφαλὴν, οἷα πάσχουσιν ἐσ τὴν νύκτα, ὅταν περισταλέωσί τε καὶ ἐν ἀλέῃ γένωνται, ὑπὸ καύματοσ καὶ κνησμοῦ· καὶ ἔστιν οἷσι φλυκταῖναι ἀνίστανται ὡσ ἀπὸ πυρὸσ κατακεκαυμένοισι· καὶ οὐ πρότερον τοῦτο πάσχουσιν πρὶν ἢ θερμανθῶσιν. Οὕτωσ ἑτοίμωσ ἑκάτερον αὐτέων ἐπὶ

Sobre a medicina antiga

16. Mas eu considero que, de todos os poderes, o frio e o calor são os que menos prevalecem[90] no corpo, pelas seguintes causas.[91] Durante o tempo em que permanecem juntos no corpo misturados entre si, o quente e o frio não geram dor. Com efeito, a combinação e a medida[92] se dão para o quente a partir do frio e para o frio, ao seu turno, a partir do quente. Porém, quando um se separa do outro e permanece à parte, ele então gera dor. Mas, nesse instante crítico, por outro lado, quando o frio sobrevém e gera alguma dor ao ser humano, por esse fato por si só, prontamente o calor advindo do ser humano se faz presente, sem nenhuma necessidade de ajuda nem de preparação.[93] Tais efeitos são produzidos tanto nos seres humanos saudáveis quanto nos enfermos. Assim, se uma pessoa saudável que desejasse esfriar seu corpo no inverno, seja tomando um banho frio ou de qualquer outro modo, então quanto mais intensamente ela o fizer, a menos que não tenha o corpo totalmente congelado, mais forte e intensamente seu corpo se aquecerá quando vestir as roupas e voltar ao abrigo. Por outro lado, se ela deseja se aquecer fortemente, seja por meio de um banho quente ou por um grande fogo, e, depois disso, coloca a mesma roupa e permanece algum tempo no mesmo local em que estava quando sentia frio, aparecerá sentindo muito mais frio e tremendo mais do que de outro modo. Ou ainda, se uma pessoa que está se abanando por causa do calor sufocante, procurando assim se refrescar, cessa de fazer isso, o calor abrasador e sufocante será dez vezes maior para ela do que para quem nada fez parecido. Mas eis aqui um exemplo bem mais forte: aqueles que, depois de caminharem pela neve ou por outra coisa fria, tiveram congelados especialmente os pés, as mãos e a cabeça, sofrem consideravelmente de noite com queimaduras e coceiras, quando se agasalham e chegam a um lugar quente. Em alguns há inclusive o surgimento de bolhas, assim como naqueles que foram queimados no fogo. E eles não sofrem isto até que se aqueçam. É com tal diligência que cada um desses poderes se

Hipócrates

θάτερα παραγίνεται. Μυρία δ' ἂν καὶ ἔτερα ἔχοιμι εἰπεῖν. Τὰ δὲ κατὰ τοὺσ νοσέοντασ, οὐχ οἷσιν ἂν ῥῖγοσ γένηται, τουτέοισιν ὀξύτατοσ Ὁ πυρετὸσ ἐκλάμπει; καὶ οὐχ οὕτωσ ἰσχυρῶσ, ἀλλὰ καὶ παυόμενοσ, δι' ὀλίγου, καὶ ἄλλωσ τὰ πολλὰ ἀσινήσ· καὶ ὅσον ἂν χρόνον παρέῃ, διάθερμοσ, καὶ διεξιὼν διὰ παντὸσ, τελευτᾷ ἐσ τοὺσ πόδασ μάλιστα, οὗπερ τὸ ῥῖγοσ καὶ ἡ ψύξισ νεηνικωτάτη καὶ ἐπὶ πλέον ἐχρόνισεν· πάλιν δὲ ὅταν ἱδρώσῃ καὶ ἀπαλλαγῇ Ὁ πυρετὸσ, πολὺ μᾶλλον ἔψυξεν ἢ εἰ μὴ ἔλαβε τὴν ἀρχήν. Ὧι οὖν διαταχέοσ οὕτω παραγίνεται τὸ ἐναντιώτατόν τε καὶ ἀφελόμενον τὴν δύναμιν ἀπὸ ταυτομάτου, τί ἂν ἀπὸ τουτέου μέγα ἢ δεινὸν γένοιτο; ἢ τίνοσ δεῖ πολλῆσ ἐπὶ τουτέῳ βοηθείησ;

17. Εἴποι ἄν τισ, ἀλλ' οἱ πυρεταίνοντεσ τοῖσι καύσοισί τε καὶ περιπλευμονίῃσι καὶ ἄλλοισιν ἰσχυροῖσι νουσήμασιν οὐ ταχέωσ ἐκ τῆσ θέρμησ ἀπαλλάσσονται, οὐδὲ πάρεστιν ἐνταῦθα ἔτι τὸ θερμὸν ἢ τὸ ψυχρόν. Ἐγὼ δὲ τοῦτό μοι μέγιστον τεκμήριον ἡγεῦμαι εἶναι, ὅτι οὐ διὰ τὸ θερμὸν ἁπλῶσ πυρεταίνουσιν οἱ ἄνθρωποι, οὐδὲ τοῦτο εἴη τὸ αἴτιον τῆσ κακώσιοσ μοῦνον, ἀλλ' ἔστι καὶ πικρὸν καὶ θερμὸν τὸ αὐτὸ, καὶ θερμὸν καὶ ὀξὺ, καὶ ἁλμυρὸν καὶ θερμὸν, καὶ ἄλλα μυρία, καὶ πάλιν γε ψυχρὸν μετὰ δυναμίων ἑτέρων. Τὰ μὲν οὖν λυμαινόμενα ταῦτά ἐστι· ξυμπάρεστι δὲ καὶ τὸ θερμὸν, ῥώμησ μετέχον, ὡσ ἂν τὸ ἡγεύμενον καὶ παροξυνόμενον καὶ αὐξανόμενον ἅμα κείνῳ, δύναμιν δὲ οὐδεμίην πλείω τῆσ προσηκούσησ.

18. Δῆλα δὲ ταῦτα ὅτι ὧδε ἔχει ἐπὶ τῶνδε τῶν σημείων· πρῶτον μέν ἐστι φανερώτατα ὧν πάντεσ ἔμπειροι πολλάκισ ἤδη ἐσμέν τε καὶ ἐσόμεθα.

50

Sobre a medicina antiga

faz presente contra o outro. E eu poderia mencionar mil outros casos. Em relação aos enfermos, não é naqueles que tremem com calafrios que a febre irrompe mais agudamente? Uma febre tal que nem é tão forte, mas daquele tipo que cessa rapidamente e que é, além disso, inofensiva em outros aspectos, mantendo-se bem quente ao longo do tempo em que dura? Ademais, percorrendo todo o corpo, ela termina geralmente nos pés, justamente onde o tremor e o frio eram mais intensos e persistiram por mais tempo. Por outro lado, quando ocorre a transpiração e a febre se vai, ele sentirá bem mais frio do que se não tivesse sido acometido no princípio. Portanto, se a uma coisa se segue tão rapidamente a oposta, anulando espontaneamente o seu poder, o que poderia surgir de grave ou terrível? Ou qual é a necessidade de um grande auxílio contra isso?

17. Alguém poderia dizer: "mas as pessoas que têm febre[94] causada por febre remitente biliosa,[95,96] pneumonia e outras enfermidades graves[97] não se libertam rapidamente do calor, nem o frio nesses casos se faz presente contra o calor". Mas eu considero que isso é minha maior prova[98] de que os seres humanos não têm febre simplesmente por causa do calor, nem que seja esta a única causa da moléstia, uma vez que a mesma coisa é tanto amarga quanto quente, ácida e quente, salgada e quente e inúmeras outras combinações, assim como o frio, por sua vez, também se combina com outros poderes. São, portanto, esses poderes que causam danos: o calor também está presente junto deles, possuindo, por um lado, tanta força quanto o fator predominante, se intensificando e crescendo junto com ele, mas sem ter, por outro lado, um poder maior do que aquele que lhe é próprio.

18. Que essas coisas são assim resulta claro a partir dos seguintes indícios:[99] tomemos primeiro os casos mais evidentes, que todos nós experimentamos com frequência e continuaremos a experimen-

Hipócrates

Τοῦτο μὲν, ὅσοισιν ἂν ἡμέων κόρυζα ἐγγένηται καὶ ῥεῦμα κινηθῇ διὰ τῶν ῥινέων, τοῦτο ὡσ πολὺ δριμύτερον τοῦ πρότερον γινομένου τε καὶ ἰόντοσ ἐκ τῶν ῥινέων καθ' ἑκάστην ἡμέρην, καὶ οἰδέειν μὲν ποιέει τὴν ῥῖνα, καὶ ξυγκαίει θερμήν τε καὶ διάπυρον ἐσχάτωσ· ἢν δὲ τὴν χεῖρα προσφέρησ καὶ πλείω χρόνον παρέῃ, καὶ ἐξελκοῦται τὸ χωρίον, ἄσαρκόν τε καὶ σκληρὸν ἐόν. Παύεται δέ πωσ τό γε καῦμα ἐκ τῆσ ῥινὸσ, οὐχ ὅταν τὸ ῥεῦμα γίνηται καὶ ἡ φλεγμονὴ ἔῃ· ἀλλ' ἐπειδὰν παχύτερόν τε καὶ Ἧσσον δριμὺ ῥέῃ πέπον τε καὶ μεμιγμένον μᾶλλον τῷ πρότερον γινομένῳ, τότ' ἤδη καὶ τὸ καῦμα πέπαυται· ἀλλ' οἷσι δὲ ὑπὸ ψύχεοσ φανερῶσ αὐτέου μούνου γίνεται, μηδενὸσ ἄλλου ξυμπαραγενομένου, πᾶσιν αὕτη ἡ ἀπαλλαγὴ, ἐκ μὲν τῆσ ψύξιοσ διαθερμανθῆναι, ἐκ δὲ τοῦ καύματοσ διαψυχθῆναι, καὶ ταῦτα ταχέωσ παραγίνεται καὶ πέψιοσ οὐδεμιῆσ προσδέεται. Τὰ δ' ἄλλα πάντα ὅσα διὰ χυμῶν δριμύτητασ καὶ ἀκρησίασ φημὶ ἔγωγε γίνεσθαι, τὸν αὐτὸν τρόπον ἀποκαθίσταται κρηθέντα καὶ πεφθέντα.

19. Ὅσα τ' αὖ ἐπὶ τοὺσ ὀφθαλμοὺσ τρέπεται τῶν ῥευμάτων, ὡσ ἰσχυρὰσ καὶ παντοίασ δριμύτητασ ἔχοντα, ἑλκοῖ μὲν βλέφαρα, κατεσθίει δὲ ἐνίων γνάθουσ τε καὶ τὰ ὑπὸ τοῖσιν ὀφθαλμοῖσιν, ἐφ' ὅ τι ἂν ἐπιρρυῇ, ῥήγνυσί τε καὶ διεσθίει τὸν ἀμφὶ τὴν ὄψιν χιτῶνα. Ὀδύναι δὲ καὶ καῦμα καὶ φλογμὸσ ἔσχατοσ κατέχει μέχρι τινὸσ, μέχρισ ἂν τὰ ῥεύματα πεφθῇ καὶ γένηται παχύτερα, καὶ λήμη ἀπ' αὐτέων ἴῃ· τὸ δὲ πεφθῆναι γίνεται ἐκ τοῦ μιχθῆναι, κρηθῆναί τε ἀλλήλοισι καὶ ξυνεψηθῆναι. Τοῦτο δ', ὅσα ἐσ τὴν φάρυγγα ἀφ' ὧν βράγχοι γίνονται, κυνάγκαι, ἐρυσιπέλατα, περιπλευμονίαι, πάντα ταῦτα τὸ μὲν πρῶτον ἁλμυρά τε καὶ ὑγρὰ καὶ δριμέα ἀφίει· καὶ ἐν τοῖσι τουτέοισιν ἔρρωται τὰ νουσήματα. Ὅταν δὲ

Sobre a medicina antiga

tar. Pois bem, para aqueles de nós que pegam catarro[100] e o fluxo escorre através do nariz, esse fluxo na maioria das vezes é mais acre do que o que ocorria antes e fluía pelas narinas a cada dia, além de fazer o nariz inflamar e inchar com calor extremamente quente, de tal forma que, se alguém coloca a mão sobre ele e o fluxo persiste por muito tempo, a região ficará ulcerada, mesmo sendo dura e com pouca carne. E como cessa o calor abrasador[101] no nariz? Não enquanto ocorre fluxo e inflamação, mas quando ele passa a fluir mais denso e menos acre, cozido[102] e mais misturado do que ocorria anteriormente, e é somente então que se encerra o calor abrasador. Porém, nos casos em que tal quadro surgiu claramente pela ação apenas do frio, sem nenhum outro concomitante, em todos eles a supressão é a mesma: por um lado, ser completamente aquecido após o frio e, por outro, ser completamente resfriado após o calor, e tais coisas ocorrem rapidamente sem nenhuma necessidade de cocção. Mas todos os outros casos, que são gerados pela acridez e falta de mistura dos humores, eu afirmo que ocorrem do mesmo modo e se restabelecem quando sofrem cocção e são misturados.[103]

19. Além disso, os fluxos que se encaminham para os olhos, possuindo acridades fortes de todos os tipos, ulceram as pálpebras, às vezes corroem as bochechas e a região sob os olhos por onde eles fluem, e também rompem e carcomem a membrana que cobre a pupila. Mas as dores, o calor abrasador e a inflamação extrema permanecem até quando? Até que os fluxos sofram cocção, se tornem mais espessos e se formem reumas[104] a partir deles. A cocção resulta de terem sido misturados, combinados entre si e fervidos juntos.[105] Além disso, os fluxos que vão para a garganta, dos quais derivam a rouquidão,[106] a dor de garganta,[107] a erisipela[108] e a pneumonia,[109,110] todos eles emitem primeiro humores salgados, aquosos e acres, e é em tais casos que as enfermidades se agravam. Mas quando, por

Hipócrates

παχύτερα καὶ πεπαίτερα γένηται καὶ πάσησ δριμύτητοσ ἀπηλλαγμένα, τότ' ἤδη καὶ οἱ πυρετοὶ λύονται καὶ τἄλλα τὰ λυπέοντα τὸν ἄνθρωπον· Δεῖ δὲ δήπου ταῦτα αἴτια ἑκάστου ἡγέεσθαι, ὧν παρεόντων μὲν τοιοῦτον τρόπον ἀνάγκη γίνεσθαι, μεταβαλλόντων δὲ ἐσ ἄλλην κρῆσιν παύεσθαι. Ὁκόσα οὖν ἀπὸ αὐτέησ τῆσ θερμῆσ εἰλικρινέοσ ἢ ψύξιοσ γίνηται, καὶ μὴ μετέχῃ ἄλλησ δυνάμιοσ μηδεμιῆσ, οὕτω παύοιτ' ἂν, ὅταν μεταβάλλῃ ἐκ τοῦ ψυχροῦ ἐσ τὸ θερμὸν, καὶ ἐκ τοῦ θερμοῦ ἐσ τὸ ψυχρόν· μεταβάλλει δ' ὅν μοι προείρηται τρόπον. Ἔτι τοίνυν τἄλλα ὅσα κακοπαθέει ἄνθρωποσ, πάντα ἀπὸ δυναμίων γίνεται. Τοῦτο μὲν, ὅταν πικρότησ τισ ἀποχυθῇ, ἣν δὴ χολὴν ξανθὴν καλέομεν, οἷαι ἄσαι καὶ καῦμα καὶ ἀδυναμίαι κατέχουσιν· ἀπαλλασσόμενοί τε τουτέου ἐνίοτε καὶ καθαιρόμενοι, ἢ αὐτόματοι, ἢ ὑπὸ φαρμάκου, ἢν ἐν καιρῷ τι αὐτέων γένηται, φανερῶσ καὶ τῶν πόνων καὶ τῆσ θέρμησ ἀπαλλάσσονται· ὅσον δ' αὖ χρόνον ταῦτα μετέωρα ἔῃ καὶ ἄπεπτα καὶ ἄκρητα, μηχανὴ οὐδεμίη οὔτε τῶν πόνων παύσασθαι οὔτε τῶν πυρετῶν. Καὶ οἷσι μὲν ὀξύτητεσ προσίστανται δριμεῖαί τε καὶ ἰώδεεσ, οἷαι λύσσαι, καὶ δήξιεσ σπλάγχνων καὶ θώρηκοσ, καὶ ἀπορίη· οὐ παύεται τουτέου πρότερον πρὶν ἢ ἀποκαθαρθῇ τε καὶ καταστορεσθῇ, καὶ μιχθῇ τοῖσιν ἄλλοισιν. Πέσσεσθαι δὲ καὶ μεταβάλλειν καὶ λεπτύνεσθαι καὶ παχύνεσθαι ἐσ χυμῶν εἶδοσ διὰ πολλῶν εἰδέων καὶ παντοίων (διὸ καὶ αἱ κρίσιεσ καὶ οἱ ἀριθμοὶ τῶν χρόνων ἐν τοῖσι τουτέοισι μέγα δύνανται), πάντων δὴ τουτέων ἥκιστα προσήκει θερμῷ ἢ ψυχρῷ πάσχειν, οὔτε γὰρ ἂν τοῦτό γε σαπῇ, οὔτε παχυνθῇ. Τί δ' ἂν αὐτὸ φαίημεν εἶναι; Κρήσιασ αὐτέων, ἄλλην πρὸσ ἄλληλα ἐχούσασ δύναμιν. Ἐπεὶ ἄλλῳ

Sobre a medicina antiga

outro lado, se tornam mais grossos, mais cozidos e livres de toda acridez, cessam então nesse momento as febres e os outros males que afligem o ser humano.[111] É preciso, sem dúvida, considerar que tais fluxos são a causa de cada enfermidade, uma vez que, estando presentes, geram necessariamente uma condição de determinado tipo, condição esta que cessa, por sua vez, quando eles se transformam em outra mistura. Por conseguinte, todos os casos que surgem somente do calor ou apenas do frio de maneira isolada e não participam de nenhum outro poder cessariam do seguinte modo: quando ocorre a transformação do calor para o frio ou do frio para o calor, mudança esta que ocorre do modo que já indiquei. Além disso, todos os outros males que acometem os seres humanos derivam sempre de tais poderes. Com efeito, quando é expelida uma coisa amarga – que nós chamamos de bílis amarela[112] –, que náuseas, calores sufocantes e debilidades prevalecem! Porém, quando nos libertamos dela, às vezes purgando-nos espontaneamente ou por meio de um remédio, se alguma dessas coisas ocorre no momento crítico,[113] claramente nos libertamos também das dores e do calor. Mas, durante o tempo em que tais coisas estão em imersão, ainda sem cocção e combinação,[114] não há meio de cessar as dores e as febres. Por outro lado, aqueles que são acometidos por acidezes acres e eruginosas, que irritações eles sentem, que espasmos nas vísceras e no tórax, que dificuldade! E nada disso cessa antes que a acidez tenha sido purgada ou atenuada e misturada com outras coisas [no corpo]. Mas sofrer cocção, transformar-se, tornar-se mais fino ou mais grosso até chegar a uma forma de humor passando por formas diversas de todos os tipos – por isso as crises e a contagem do tempo são de grande importância em tais casos[115] –, de todos os processos esses são os que menos correspondem ao calor ou ao frio: pois eles não poderiam fermentar nem engrossar. O que poderíamos dizer a respeito? Que deles existem combinações distintas entre si, cada qual

Hipócrates

γε οὐδενὶ τὸ θερμὸν μιχθὲν παύσεται τῆσ θέρμησ ἢ τῷ ψυχρῷ, οὐδέ γε πάλιν τὸ ψυχρὸν ἢ τῷ θερμῷ. Τὰ δ' ἄλλα πάντα περὶ τὸν ἄνθρωπον, ὅσῳ ἂν πλέοσι μίσγηται, τοσούτῳ ἠπιώτερα καὶ βελτίονα. Πάντων δὲ ἄριστα διάκειται ὥνθρωποσ, ὅταν πέσσηται καὶ ἐν ἡσυχίῃ ἔῃ, μηδεμίην δύναμιν ἰδίην ἀποδεικνύμενοσ. Περὶ μὲν οὖν τουτέων ἱκανῶσ μοι ἡγεῦμαι ἐπιδεδεῖχθαι.

20. Λέγουσι δέ τινεσ καὶ ἰητροὶ καὶ σοφισταὶ ὡσ οὐκ ἔνι δυνατὸν ἰητρικὴν εἰδέναι ὅστισ μὴ οἶδεν ὅ τί ἐστιν ἄνθρωποσ· ἀλλὰ τοῦτο δεῖ καταμαθεῖν τὸν μέλλοντα ὀρθῶσ θεραπεύσειν τοὺσ ἀνθρώπουσ. Τείνει δὲ αὐτέοισιν Ὁ λόγοσ ἐσ φιλοσοφίην, καθάπερ Ἐμπεδοκλῆσ ἢ ἄλλοι οἳ περὶ φύσιοσ γεγράφασιν ἐξ ἀρχῆσ ὅ τί ἐστιν ἄνθρωποσ, καὶ ὅπωσ ἐγένετο πρῶτον καὶ ὅπωσ ξυνεπάγη. Ἐγὼ δὲ τουτέων μὲν ὅσα τινὶ εἴρηται σοφιστῇ ἢ ἰητρῷ, ἢ γέγραπται περὶ φύσιοσ, Ἧσσον νομίζω τῇ ἰητρικῇ τέχνῃ προσήκειν ἢ τῇ γραφικῇ. Νομίζω δὲ περὶ φύσιοσ γνῶναί τι σαφὲσ οὐδαμόθεν ἄλλοθεν εἶναι ἢ ἐξ ἰητρικῆσ. Τοῦτο δέ, οἷόν τε καταμαθεῖν, ὅταν αὐτέην τισ τὴν ἰητρικὴν ὀρθῶσ πᾶσαν περιλάβῃ· μέχρι δὲ τουτέου πολλοῦ μοι δοκέει δεῖν· λέγω δὲ τὴν ἱστορίην ταύτην εἰδέναι ἄνθρωποσ τί ἐστι, καὶ δι' οἵασ αἰτίασ γίνεται, καὶ τἆλλα ἀκριβέωσ. Ἐπεί τοί γέ μοι δοκέει ἀναγκαῖον εἶναι παντὶ ἰητρῷ περὶ φύσιοσ εἰδέναι, καὶ πάνυ σπουδάσαι ὡσ εἴσεται, εἴπερ τι μέλλει τῶν δεόντων ποιήσειν, ὅ τί ἐστιν ἄνθρωποσ πρὸσ τὰ ἐσθιόμενα καὶ πινόμενα, καὶ ὅ τι πρὸσ τὰ ἄλλα ἐπιτηδεύματα, καὶ ὅ τι ἀφ' ἑκάστου ἑκάστῳ ξυμβήσεται. Καὶ μὴ ἁπλῶσ οὕτω δοκέειν ὅτι πονηρὸν βρῶμα τυρόσ· πόνον γὰρ

Sobre a medicina antiga

possuindo um poder, uma vez que o calor não deixará de ser quente enquanto estiver misturado com outra coisa que não o frio, nem o frio deixará de ser frio misturado com algo que não o quente. Quanto mais misturadas estiverem com outras coisas, mais suaves e melhores serão as coisas que pertencem ao ser humano. O ser humano estará nas melhores condições de todas quando essas coisas estão em cocção completa e em repouso, sem que nenhuma manifeste seu poder particular. Em relação a isso, penso ter feito uma exposição adequada.

20. No entanto, alguns médicos e sofistas[116] afirmam que não seria possível alguém conhecer medicina sem saber o que é o ser humano, e que para quem se propõe a tratar corretamente do ser humano é necessário aprender isto. Porém, o discurso deles se encaminha para a filosofia,[117] como no caso de Empédocles[118] e outros que escreveram sobre a natureza, descrevendo desde o princípio o que é o ser humano, como ele surgiu inicialmente e a partir de que coisas foi formado. Mas eu, de minha parte, considero que tudo o que foi dito ou escrito por um médico ou por um sofista acerca da natureza refere-se menos à arte da medicina do que à pintura.[119] Ademais, considero que não é possível conhecer algo certo sobre a natureza a partir de outra fonte que não a medicina.[120] E tal conhecimento pode ser adquirido quando a pessoa abarca corretamente a medicina em sua totalidade, mas me parece que ainda falta muito para isso. Me refiro a essa investigação[121] que consiste em conhecer com precisão o que é o ser humano, as causas de sua geração e assim por diante. Porque é necessário, segundo me parece, que o médico conheça sobre a natureza, e se esforce muito para conhecer, caso tenha intenção de realizar alguma de suas obrigações, ao menos isto: o que é o ser humano em relação ao que ele come e bebe, o que ele é em relação aos seus outros hábitos, e qual será o efeito de cada coisa em cada pessoa, mas não conhecer simplesmente, por exemplo, que o queijo[122] é

Hipócrates

φέρει τῷ πληρωθέντι αὐτέου, ἀλλὰ τίνα τε πόνον καὶ διὰ τί καὶ τίνι τῶν ἐν τῷ ἀνθρώπῳ ἐνεόντων ἀνεπιτήδειον. Ἔστι γὰρ καὶ ἄλλα πολλὰ βρώματα καὶ πόματα φύσει πονηρά, καὶ διατίθησι τὸν ἄνθρωπον οὐ τὸν αὐτὸν τρόπον. Οὕτωσ οὖν μοι ἔστω τῷ λόγῳ οἷον οἶνοσ ἄκρητοσ πολὺσ ποθεὶσ, διατίθησί πωσ τὸν ἄνθρωπον ἀσθενέα· καὶ ἄπαντεσ ἂν ἰδόντεσ τοῦτο γνοίησαν, ὅτι αὕτη ἡ δύναμισ οἴνου καὶ αὐτόσ ἐστιν αἴτιοσ· καὶ οἷσί γε τῶν ἐν τῷ ἀνθρώπῳ τοῦτο μάλιστά γε δύναται, οἴδαμεν. Τοιαύτην δὴ βούλομαι ἀληθείην καὶ περὶ τῶν ἄλλων φανῆναι. Τυρὸσ γὰρ, ἐπειδὴ τουτέῳ σημείῳ ἐχρησάμην, οὐ πάντασ ἀνθρώπουσ Ὁμοίωσ λυμαίνεται, ἀλλ᾽ εἰσὶν οἵτινεσ αὐτέου πληρεύμενοι οὐδ᾽ Ὁτιοῦν βλάπτονται· ἀλλὰ καὶ ἰσχὺν, οἷσιν ἂν ξυμφέρῃ, θαυμασίωσ παρέχεται· εἰσὶ δὲ οἳ χαλεπῶσ ἀπαλλάσσουσι· διαφέρουσι δὲ τουτέων αἱ φύσιεσ· διαφέρουσι δὲ κατὰ τοῦτο· ὅπερ ἐν τῷ σώματι ἔνεστι πολέμιον τυρῷ, ὑπὸ τοιουτέου ἐγείρεταί τε καὶ κινέεται· οἷσιν Ὁ τοιοῦτοσ χυμὸσ τυγχάνει πλέον ἐνεὼν καὶ μᾶλλον ἐνδυναστεύων ἐν τῷ σώματι, τουτέουσ μᾶλλον καὶ κακοπαθέειν εἰκόσ. Εἰ δὲ πάσῃ τῇ ἀνθρωπίνῃ φύσει ἦν κακὸν, πάντασ ἂν ἐλυμαίνετο. Ταῦτα δὲ εἴ τισ εἰδοίη, οὐκ ἂν πάσχοι.

21. Τὰ δ᾽ ἐν τῇσιν ἀνακομιδῇσι τῇσιν ἐκ τῶν νούσων, ἔτι δὲ καὶ ἐν τῇσι νούσοισι τῇσι μακρῇσι γίνονται πολλαὶ ξυνταράξιεσ, αἱ μὲν ἀπὸ ταυτομάτου, αἱ δὲ καὶ ἀπὸ τῶν προσενεχθέντων τῶν τυχόντων. Οἶδα δὲ τοὺσ ἰητροὺσ τοὺσ πολλοὺσ, ὡσ τοὺσ ἰδιώτασ, ἢν τύχωσι περὶ τὴν ἡμέρην ταύτην τι κεκαινουργηκότεσ, ὡσ λουσάμενοι, ἢ περιπατήσαντεσ, ἢ φαγόντεσ τι ἑτεροῖον, ταῦτα δὲ πάντα βελτίω προσενηνεγμένα ἢ μὴ, οὐδενὸσ Ἧσσον τὴν αἰτίην τουτέων τινὶ ἀνατιθέντασ, τὸ μὲν αἴτιον ἀγνοεῦντασ, τὸ δὲ ξυμφο-

Sobre a medicina antiga

um alimento nocivo porque faz mal a quem dele se empanturra, mas sim qual mal ele produz, por que causa e em qual das partes constitutivas do ser humano ele é inconveniente. Há, com efeito, muitos outros alimentos e bebidas nocivos que não afetam o ser humano do mesmo modo. Permita-me, pois, tomar o seguinte exemplo: vinho puro, bebido em grande quantidade, afeta o ser humano de certo modo. Todos que sabem disso reconhecerão que este é o poder do vinho e que ele mesmo é a causa. Também sabemos em quais partes do ser humano ele atua com mais poder. Tal sorte de verdade eu desejo, portanto, que se torne clara também em outros casos. Porque o queijo, para recorrer aqui ao mesmo indício, não causa danos em todos os seres humanos do mesmo modo: há pessoas que dele se fartam e não sofrem qualquer prejuízo, e ele até fornece uma força impressionante para aqueles a quem é benéfico. Outros, porém, o eliminam com dificuldade. Portanto, as naturezas deles são diferentes, e são diferentes em relação ao que há no corpo de hostil ao queijo e que é agitado e posto em movimento por ele. Aqueles nos quais um tal humor está presente em abundância e exerce um maior poder no corpo naturalmente sofrerão mais. Porém, se fosse ruim para a natureza humana em geral, causaria danos em todos. A pessoa que sabe essas coisas não sofreria o que segue adiante.

21. Na convalescença de enfermidades, assim como nas enfermidades prolongadas, ocorrem muitas perturbações, em alguns casos espontaneamente, mas em outros, por outro lado, a partir de coisas casualmente administradas. Eu sei que a maioria dos médicos, assim como os leigos, caso os pacientes tenham feito algo não usual em um determinado dia, como tomar banho, caminhar ou comer algo diferente, mesmo que fazer todas essas coisas tenha sido melhor do que não fazê-las, atribuem ainda assim a causa a alguma delas, e, como realmente ignoram a causa, acabam suprimindo assim o que

Hipócrates

ρώτατον, ἢν οὕτω τύχῃ, ἀφανίσαντασ. Δεῖ δὲ οὔ· ἀλλ᾽ εἰδέναι τί λουτρὸν ἀκαίρωσ προσγενόμενον ἐργάσεται, καὶ τί κόποσ. Οὐδέποτε γὰρ ἡ αὐτὴ κακοπαθίη τουτέων, οὐδ᾽ ἑτέρου, οὐδέ γε ἀπὸ πληρώσιοσ, οὐδέ γε ἀπὸ βρώματοσ τοίου ἢ τοίου. Ὅστισ οὖν ταῦτα μὴ εἴσεται ὡσ ἕκαστα ἔχει πρὸσ τὸν ἄνθρωπον, οὔτε γινώσκειν τὰ γινόμενα ἀπ᾽ αὐτέων δυνήσεται, οὔτε χρέεσθαι ὀρθῶσ.

22. Δεῖν δέ μοι δοκέει καὶ ταῦτ᾽ εἰδέναι, ὅσα τῷ ἀνθρώπῳ παθήματα ἀπὸ δυναμίων ἔρχεται, καὶ ὅσα ἀπὸ σχημάτων. Λέγω δὲ τί τοῦτο; Δύναμιν μὲν εἶναι τῶν χυμῶν τὰσ ἀκρότητάσ τε καὶ ἰσχῦσ· σχήματα δὲ λέγω ὅσα ἔνεστιν ἐν τῷ ἀνθρώπῳ. Τὰ μὲν γὰρ κοῖλά τε καὶ ἐξ εὐρέοσ ἐσ στενόν ἐστι συνηγμένα, τὰ δὲ καὶ ἐκπεπταμένα, τὰ δὲ στερεά τε καὶ στρογγύλα, τὰ δὲ πλατέα καὶ ἐπικρεμάμενα, τὰ δὲ διατεταμένα, τὰ δὲ μακρά, τὰ δὲ πυκνά, τὰ δὲ μανά τε καὶ τεθηλότα, τὰ δὲ σπογγοειδέα καὶ ἀραιά. Τοῦτο μὲν, ἑλκῦσαι ἐφ᾽ ἑωυτὸ καὶ ἐπισπάσασθαι ὑγρότητα ἐκ τοῦ ἄλλου σώματοσ, πότερον τὰ κοῖλά τε καὶ ἐκπεπταμένα, ἢ τὰ στερεά τε καὶ στρογγύλα, ἢ τὰ κοῖλά τε καὶ ἐσ στενὸν ἐξ εὐρέοσ συνηγμένα, δύναιτ᾽ ἂν μάλιστα; Οἶμαι μέντοι τὰ τοιαῦτα ἐσ στενὸν συνηγμένα ἐκ κοίλου τε καὶ εὐρέοσ. Καταμανθάνειν δὲ δεῖ αὐτὰ ἔξωθεν ἐκ τῶν φανερῶν. Τοῦτο μὲν γὰρ, τῷ στόματι κεχηνὼσ ὑγρὸν οὐδὲν ἀνασπάσαισ· προμυλλήνασ δὲ καὶ συστείλασ, πιέσασ τε τὰ χείλεα, ἔτι τε αὐλὸν προσθέμενος, ῥηϊδίωσ ἀνασπάσαισ ἂν ὅ τι θέλοισ. Τοῦτο δὲ, αἱ σικύαι προσβαλλόμεναι ἐξ εὐρέοσ ἐσ στενώτερον ἐστενωμέναι πρὸσ τοῦτο τετεχνέαται, πρὸσ τὸ ἕλκειν ἀπὸ τῆσ σαρκὸσ καὶ ἐπισπᾶσθαι, ἄλλα τε πολλὰ τοιουτότροπα. Τῶν δ᾽ ἔσω τοῦ ἀνθρώπου φύσισ καὶ σχῆμα τοιοῦτον· κύστισ τε καὶ κεφαλή, καὶ ὑστέρα γυναιξί·

Sobre a medicina antiga

poderia ser mais benéfico. Mas não se deve fazer isso, e sim saber qual será o resultado de um banho ou de uma fadiga em momento inapropriado. Pois nunca é o mesmo o sofrimento proveniente de uma dessas coisas, nem de uma repleção ou mesmo deste ou daquele alimento. Portanto, quem quer que não saiba como cada uma dessas coisas se comporta em relação ao ser humano, não poderá conhecer os efeitos produzidos por elas nem utilizá-los corretamente.[123]

22. É preciso saber, segundo me parece, quais afecções são produzidas no ser humano a partir de poderes e quais a partir de estruturas.[124] Mas o que quero dizer com isso?[125] Por "poder" eu entendo a acuidade e a força dos humores, e por "estrutura", as partes internas do ser humano – algumas das quais são ocas e vão se estreitando a partir de cavidades largas, ou então são bem abertas, enquanto outras, ao seu turno, são sólidas e redondas, outras amplas e suspensas, outras extensas, outras longas, outras compactas, outras de texturas frouxas e macias, outras esponjosas e porosas. Pois bem, qual dessas estruturas seria mais apta a absorver e atrair para si a umidade do resto do corpo, as ocas e bem abertas, as sólidas e redondas, ou as ocas que vão se estreitando a partir de cavidades largas? Eu creio que estas últimas, as que vão se tornando estreitas a partir de cavidades ocas e largas. Mas é preciso compreender isso a partir de coisas que são evidentes externamente.[126] Por exemplo, com a boca completamente aberta, tu não poderás aspirar nenhum líquido, mas, se estenderes os lábios entreabertos e contraídos, introduzindo logo depois um tubo entre eles, aspirarás facilmente o que desejares. Por outro exemplo, as ventosas[127] que são aplicadas sobre a pele, e cujas cavidades largas vão se estreitando na abertura, foram criadas pela arte precisamente para absorver e extrair a umidade da carne, e há muitos outros exemplos desse tipo. As partes internas da natureza do ser humano dotadas de uma estrutura semelhante são a bexiga, a cabeça, e o útero nas

Hipócrates

καὶ φανερῶσ ταῦτα μάλιστα ἕλκει, καὶ πλήρεά ἐστιν ἐπάκτου ὑγρότητοσ αἰεί. Τὰ δὲ κοῖλα καὶ ἐκπεπταμένα ἐπιρρυεῖσαν μὲν ἂν ὑγρότητα μάλιστα δέξαιτο πάντων, ἐπισπάσαιτο δ᾽ ἂν οὐχ Ὁμοίωσ. Τὰ δέ γε στερεὰ καὶ στρογγύλα οὔτ᾽ ἂν ἐπισπάσαιτο οὔτ᾽ ἂν ἐπιρρυεῖσαν δέξαιτο· περιολισθάνοι τε γὰρ ἂν, καὶ οὐκ ἔχοι ἕδρην ἐφ᾽ Ἧσ μένοι. Τὰ δὲ σπογγοειδέα τε καὶ ἀραιὰ, οἶον σπλὴν, πλεύμων καὶ μαζοὶ, προσκαθεζόμενα μάλιστα ἀναπίοι καὶ σκληρυνθείη καὶ αὐξηθείη, ὑγρότητοσ προσγενομένησ, ταῦτα μάλιστα. Οὐ γὰρ ἂν ἐν σπληνὶ, ὥσπερ ἐν κοιλίῃ ἐν ᾗ τὸ ὑγρὸν, ἔξω τε περιέχοι αὕτη ἡ κοιλίη καὶ ἐξαλίζοιτ᾽ ἂν καθ᾽ ἑκάστην ἡμέρην· ἀλλ᾽ ὅταν πίῃ καὶ δέξηται αὐτὸσ ἐσ ἑωυτὸν τὸ ὑγρὸν, τὰ κενὰ καὶ ἀραιὰ ἐπληρώθη, καὶ τὰ σμικρὰ πάντα, καὶ ἀντὶ ἀραιοῦ τε καὶ μαλθακοῦ σκληρόσ τε καὶ πυκνὸσ ἐγένετο, καὶ οὔτ᾽ ἐκπέσσει οὔτ᾽ ἀφίησι· ταῦτα δὲ πάσχει διὰ τὴν φύσιν τοῦ σχήματοσ. Ὅσα δὲ φῦσάν τε καὶ ἀνειλήματα ἐνεργάζονται ἐν τῷ σώματι, προσήκει ἐν μὲν τοῖσι κοίλοισί τε καὶ εὐρυχώροισιν, οἶον κοιλίη τε καὶ θώρηκι, ψόφον τε καὶ πάταγον ἐμποιέειν. Ὅτε γὰρ ἂν μὴ ἀποπληρώσῃ οὕτωσ ὥστε στῆναι, ἀλλ᾽ ἔχῃ μεταβολάσ τε καὶ κινήσιασ, ἀνάγκη ὑπ᾽ αὐτέων καὶ ψόφον καὶ καταφανέασ κινήσιασ γίνεσθαι. Ὅσα δὲ σαρκώδεά τε καὶ μαλθακὰ, ἐν τοῖσι τοιούτοισι νάρκαι τε καὶ πληρώματα, οἶα ἐν τοῖσιν ἀποπληγεῖσι γίνεται· ὅταν δ᾽ ἐγκύρσῃ πλατέϊ τε καὶ ἀντικειμένῳ, καὶ πρὸς αὐτὸ ἀντιπαίσῃ, καὶ φύσει τοῦτο τύχῃ, μήτε ἰσχυρὸν ἐὸν, ὥστε δύνασθαι ἀντέχεσθαι τῆσ βίησ καὶ μηδὲν κακὸν παθεῖν, μήτε μαλθακόν τε καὶ ἀραιὸν, ὥστ᾽ ἐκδέξασθαί τε καὶ ὑπεῖξαι, ἀπαλὸν δὲ καὶ τεθηλὸσ καὶ ἔναιμον καὶ πυκνὸν, οἶον Ἧπαρ, διὰ μὲν τὴν πυκνότητα καὶ πλατύτητα ἀνθέστηκέ τε καὶ οὐχ ὑπείκει. Φῦσα δὲ ἐπιχεομένη αὔξεταί τε καὶ ἰσχυροτέρη γίνεται, καὶ Ὁρμᾷ μάλιστα

Sobre a medicina antiga

mulheres. Estas evidentemente são as partes com maior capacidade de absorção e estão sempre cheias de umidade adquirida. As partes ocas e largas são, entre todas, as mais aptas a receber umidade, mas não poderiam extraí-la da mesma maneira. As partes sólidas e redondas, por sua vez, não poderiam nem extrair a umidade nem recebê-la quando esta flui sobre elas, pois a umidade deslizaria ao redor delas e não teria onde permanecer. As partes esponjosas e porosas, como o baço, os pulmões e as mamas, são as mais aptas a sugar o que está em contato com elas e vão se endurecendo e aumentando pelo afluxo de umidade. Pois elas não podem, como no caso em que um líquido está em uma cavidade e essa cavidade mesma o envolve por fora, ser evacuadas todos os dias. Mas, quando uma dessas partes suga o líquido e o recebe dentro de si, os espaços vazios e porosos, mesmo os pequenos, são preenchidos por todos os lados, e elas se tornam duras e compactas em vez de moles e porosas, e assim não fazem cocção nem descarregam o líquido. Essas coisas acontecem por causa da natureza de sua estrutura. Tudo o que provoca gases e cólicas flatulentas no corpo é capaz de produzir ruído e ronco nas partes ocas e espaçosas, como no ventre e no tórax. Com efeito, quando o vento não preenche totalmente uma parte do corpo de modo que ele fique parado, sendo capaz de se mover e mudar sua posição, isso resulta necessariamente em ruído e movimentos evidentes. Porém, nas partes carnosas e moles, produz dormência e obstrução, como ocorre nas partes obstruídas. Quando o vento encontra uma parte ampla e resistente e se choca contra ela, e essa parte não é, por natureza, nem forte o bastante para poder suportar a violência do impacto sem sofrer dano, nem mole e porosa a ponto de receber e dar lugar ao ar, mas sim sensível, inflada, repleta de sangue e compacta, assim como o fígado, então, justamente por causa de sua compacidade e amplidão, essa parte resiste e não cede, enquanto o vento, fluindo, aumenta, ganha força e se choca violentamente contra o obstáculo.

63

Hipócrates

πρὸσ τὸ ἀντιπαῖον. Διὰ δὲ τὴν ἁπαλότητα καὶ τὴν ἐναιμότητα οὐ δύναται ἄνευ πόνων εἶναι, καὶ διὰ ταύτασ τὰσ προφάσιασ ὀδύναι τε ὀξύταται καὶ πυκνόταται πρὸσ τοῦτο τὸ χωρίον γίνονται, ἐκπυήματά τε καὶ φύματα πλεῖστα. Γίνεται δὲ καὶ ὑπὸ φρένασ ἰσχυρῶσ, Ἧσσον δὲ πολλόν· διάτασισ μὲν γὰρ φρενῶν πλατείη καὶ ἀντικειμένη, φύσισ δὲ νευρωδεστέρη τε καὶ ἰσχυροτέρη, διὸ Ἧσσον ἐπώδυνά ἐστι. Γίνονται δὲ καὶ περὶ ταῦτα καὶ πόνοι καὶ φύματα.

23. Πολλὰ δὲ καὶ ἄλλα καὶ ἔσω καὶ ἔξω τοῦ σώματοσ εἴδεα σχημάτων, ἃ μεγάλα ἀλλήλων διαφέρει πρὸσ τὰ παθήματα καὶ νοσέοντι καὶ ὑγιαίνοντι, οἷον κεφαλαὶ σμικραὶ ἢ μεγάλαι, τράχηλοι λεπτοὶ ἢ παχέεσ, μακροὶ ἢ βραχέεσ, κοιλίαι μακραὶ ἢ στρογγύλαι, θώρηκοσ καὶ πλευρέων πλατύτητεσ ἢ στενότητεσ, καὶ ἄλλα μυρία, ἃ δεῖ πάντα εἰδέναι ᾗ διαφέρει, ὅπωσ, τὰ αἴτια ἑκάστων εἰδὼσ, ὀρθῶσ τηροίησ.

24. Περὶ δὲ δυναμίων χυμῶν, αὐτέων τε ἕκαστοσ ὅ τι δύναται ποιέειν τὸν ἄνθρωπον ἐσκέφθαι, καὶ πρότερον εἴρηται, καὶ τὰσ ξυγγενείασ ὡσ ἔχουσι πρὸσ ἀλλήλουσ. Λέγω δὲ τὸ τοιοῦτον· εἰ γλυκὺσ χυμὸσ μεταβάλλοι ἐσ ἄλλο εἶδοσ, μὴ ἀπὸ ξυγκρήσιοσ, ἀλλ᾽ αὐτὸσ ἐξιστάμενοσ, ποῖόσ τισ πρῶτοσ γένοιτο, πικρὸσ, ἢ ἁλμυρὸσ, ἢ στρυφνὸσ, ἢ ὀξύσ; Οἶμαι μὲν, ὀξύσ. Ὁ ἄρα ὀξὺσ χυμὸσ ἀνεπιτήδειοσ προσφόρων ἂν τῶν λοιπῶν μάλιστα εἴη, εἴπερ Ὁ γλυκύσ γε πάντων ἐπιτηδειότατοσ. Οὕτωσ, εἴ τισ δύναιτο ζητέων ἔξωθεν ἐπιτυγχάνειν, δύναιτ᾽ ἂν πάντων ἐκλέγεσθαι αἰεὶ τὸ βέλτιστον· βέλτιστον δέ ἐστι τὸ προσωτάτω τοῦ ἀνεπιτηδείου ἀπέχον.

Sobre a medicina antiga

Mas, por causa de sua sensibilidade e por estar repleta de sangue, essa parte não pode estar livre de sofrimentos. E, por tais motivos, dores mais agudas e mais frequentes ocorrem na mesma região, assim como abscessos e tumores.[128] Essas coisas também ocorrem com violência sob o diafragma, mas com menos intensidade. Pois o diafragma, por um lado, é amplo e resistente e, por outro, de natureza mais musculosa e mais forte, sendo assim menos suscetível à dor. Contudo, nele também se produzem sofrimentos e tumores.

23. Há também muitos outros tipos de estrutura, tanto dentro quanto fora do corpo, que diferem grandemente entre si quanto às afecções experimentadas pelos enfermos e pelos saudáveis, por exemplo, uma cabeça pequena ou grande, um pescoço fino ou grosso, longo ou curto, um ventre longo ou redondo, a largura ou estreiteza do tórax e das costas, e muitas outras coisas. É preciso saber em que todas elas diferem, de tal forma que, conhecendo as causas de cada afecção, as precauções sejam tomadas corretamente.

24. Em relação aos poderes dos humores,[129] é preciso investigar tanto o que cada um deles é capaz de fazer ao ser humano, conforme foi dito anteriormente, quanto a afinidade que possuem uns com os outros.[130] O que quero dizer é o seguinte: se um humor que é doce se transforma em outro tipo, não por combinação, mas alterando-se por si mesmo, em qual humor se converterá primeiramente — amargo, salgado, adstringente ou ácido? Ácido, eu creio. O humor ácido, portanto, será o mais adequado a ser administrado entre os restantes, caso o doce seja de fato o mais adequado de todos. Assim, quem for capaz de investigar com êxito a partir do exterior, será capaz também de escolher sempre o melhor. E o melhor é sempre o que está mais distante do inadequado.[131]

Comentários

1 ὁπόσοι: literalmente "quantos", "muitos", "todos quantos". Esse pronome marca o tom polêmico do *incipit* do tratado e levanta uma questão sobre quem seriam as pessoas atacadas pelo autor. Como se perceberá nos comentários abaixo, diversos classicistas defendem que a polêmica está sendo travada com Platão ou com Filolau de Crotona. Ducatillon (1977, p.91-145) sintetiza os diversos posicionamentos: os adversários, os filósofos e os amigos do redator hipocrático.

2 λέγειν ἢ γράφειν: "falar ou escrever". A expressão indica tanto a circulação de textos escritos sobre medicina quanto exposições orais em contextos públicos. Uma expressão semelhante é repetida mais adiante no texto, no capítulo 20, quando se afirma ironicamente que tudo o que "foi dito" (εἴρηται) ou "foi escrito" (γέγραπται) por um médico ou um sofista sobre a natureza em geral pertence mais à arte da pintura do que à medicina. Por outro lado, quando se refere à sua própria atividade, o autor utiliza apenas termos que significam "dizer" ou "falar", sugerindo um contexto de exposição oral. Temos aqui provavelmente um exemplo de *epídeixis*. No contexto da segunda metade do século V a.C., segundo Thomas (2003, p.174), uma *epídeixis* consistia basicamente em uma demonstração ou exibição em performance, isto é, "era essencialmente uma apresentação e prova de alguma forma de excelência ou habilidade. A demonstração pública do conhecimento de uma *téchne* era uma forma específica de *epídeixis*". Isso explica a presença no texto de inúmeros

Hipócrates

recursos retóricos e poéticos comumente empregados em uma performance oral, tais como rimas, aliterações, expressões formulares, emprego em série de pares de termos complementares ou opostos, semelhantes em sonoridade e duração, assim como a utilização da primeira pessoa, entre outros recursos. Ver, a esse respeito, Jouanna (1990, p.9-22; 1999, p.75-111; 2021a, p.39-53), Cross (2018), Agarwalla (2010) e Thomas (2003).

3 ἰητρικῆς: o vocábulo jônico comumente traduzido por "medicina" aparece mais de oitenta vezes no CH como adjetivo ou como substantivo. Ele é derivado nominal de ἰητήρ, "médico", acrescido do sufixo -ικῆ, o qual designa uma técnica particular. Cf. Brock (1961, p.65) e Lanza (1979, p.52-84).

4 ὑπόθεσις: "hipótese", "postulado", "fundamento" ou "suposição". Provavelmente trata-se da primeira ocorrência registrada do termo ὑπόθεσις, que deve ser tomado aqui como uma espécie de "fundamento" ou "base", não muito distante portanto de seu sentido etimológico primário (ligado ao verbo ὑποτίθημι, geralmente traduzido como "eu coloco sob" ou "eu ponho debaixo de"), mas já tendendo ao sentido mais técnico de "premissa" ou "postulado" – ou seja, uma asserção não demonstrada e dada como "suposta" em uma argumentação, da qual serão extraídas dedutivamente determinadas consequências. Há no texto seis ocorrências do termo ὑπόθεσις e três do verbo ὑποτίθημι. No capítulo 1, o termo é empregado para caracterizar a posição dos oponentes, "que fundamentaram sua tese em uma *hypóthesis*" (ὑπόθεσιν... ὑποθέμενοι τῷ λόγῳ), reduzindo assim causa das doenças a uma ou duas das coisas "que tomam como *hypóthesis*" (ὑποθέμενοι), a saber, o quente, o frio, o úmido e o seco. A medicina, segundo o autor, é uma arte (τέχνη) antiga e bem constituída, contando com bons profissionais e resultados eficazes, e não precisa portanto "de uma *hypóthesis* vazia" (κενῆς ὑποθέσιος). Afinal, a medicina antiga não toma como objeto coisas "não aparentes e aporéticas" (τὰ ἀφανέα τε καὶ ἀπορεόμενα), como na investigação de coisas celestes e subterrâneas, campo de estudo no qual é necessário "recorrer a uma *hypóthesis*" (ὑποθέσει χρῆσθαι) porque não há algo a que se possa fazer referência para obter certeza. Assim, no capítulo 2, o autor conclui que a medicina não precisa "de uma *hypóthesis*" (ὑποθέσιος) porque compete ao médico se ater unicamente às afecções (παθήματα) evidentes experimentadas pelos pacientes e

Sobre a medicina antiga

dizer a eles coisas facilmente compreensíveis. No capítulo 13, ao retomar a posição de seus oponentes, o autor sustenta que eles pretendem conduzir a medicina de uma nova maneira, fora da via tradicional da medicina, "a partir de uma *hypóthesis*" (ἐξ ὑποθέσιος). Por fim, no capítulo 15, o autor afirma que é difícil entender como os adversários conseguem tratar adequadamente dos pacientes em conformidade com o que eles mesmos "tomam como fundamento" ou "supõem" (ὑποτίθενται), isto é, a partir de uma "*hypóthesis*" (ὑπόθεσιν). Com base nessas ocorrências acreditamos que "suposição" é o termo mais adequado para a tradução de ὑπόθεσις. Além disso, essa opção deixa explícito o tratamento crítico e muitas vezes irônico que o autor dispensa aos seus oponentes, uma vez que uma "suposição" pode ser entendida também como "exibição de uma coisa falsa" ou "impostura". Não por acaso, na passagem em tela o termo é empregado em uma sequência de palavras que constitui uma espécie de aliteração difícil de reproduzir em português (ὑπόθεσιν αὐτοὶ αὑτοῖς ὑποθέμενοι), o que poderia indicar a sugestão por parte do autor de que os adversários se embaraçam com suas próprias palavras. Ver, a esse respeito, Cross (2018, p.105). Por conta da importância do conceito de hipótese no desenvolvimento da Filosofia Antiga, principalmente na matemática e no pensamento de Platão, o uso do termo ao longo do tratado foi objeto de muitos estudos importantes. Hans Diller (1952), por exemplo, com base também em outros termos que aparecerão mais adiante no texto, defende que o alvo do tratado é Platão, que deu ao conceito de hipótese um papel central em diversos diálogos. G. E. R Lloyd (1963), por outro lado, defende que o alvo principal do ataque é Filolau de Crotona e se apoia, entre outras coisas, na suposta utilização do termo *hypóthesis* pelos pitagóricos. Para uma discussão mais pormenorizada, ver, entre outros, Jones (1946, p.26-32), Festugière (1948, p.25-27), Lloyd (1963, p.109-112), Schiefsky (2005, p.111-126) e Lan (1987, p.lxix-lxxxiv).

5 ἐς βραχὺ ἄγοντες τὴν ἀρχὴν τῆς αἰτίης: "reduzindo ao mínimo o princípio da causa". A relação entre o princípio e a causa das enfermidades e da morte dos pacientes é fundamental ao longo do tratado. O termo "princípio" (ἀρχή) deve ser entendido aqui tanto em sentido temporal, referindo-se à causa inicial da doença, quanto no sentido de causa primária ou fundamental. Ao afirmar que os adversários reduzem ao mínimo a causa primária das doenças, o autor sugere que os adver-

Hipócrates

sários explicam o papel de outros fatores como a dieta e o clima, em última instância, limitando à ação de uma ou mais das quatro hipóteses (quente, frio, úmido e seco). A cura seria obtida simplesmente ministrando a hipótese contrária.

O termo "causa" (αἰτία), por sua vez, pode significar também "responsabilidade, culpa", e é oriundo dos tribunais e dos logógrafos, vindo a significar, na linguagem técnica e filosófica dos séculos V e IV a.C., "causa". Para comparação com *prophasis*, veja o comentário do capítulo 11 a seguir. Sobre o desenvolvimento semântico de *aitía*, ver Vegetti (1999, p.360-364).

6 καταφανέες εἰσὶν ἁμαρτάνοντες: "estão evidentemente errados". O verbo ἁμαρτάνω (traduzido em geral como "eu erro"), assim como o substantivo correspondente ἁμαρτία (simplesmente "erro" ou "falha trágica"), é utilizado várias vezes no tratado para designar o equívoco cometido pelos oponentes. As expressões, comumente empregadas em contextos trágicos para indicar a falha cometida pelo protagonista, acentuam perante a audiência a gravidade e a dimensão moral do erro médico. No contexto de uma exposição pública, a utilização dos termos reforça o caráter agonístico do tratado e a oposição entre as duas abordagens da medicina, com desqualificação perante a audiência dos adversários que propõem inovações que resultarão literalmente em "erros trágicos". Ver, a esse respeito, Cross (2018, p.105) e Jouanna (2021b).

7 ἄξιον μέμψασθαι: "são dignos de censura". O verbo μέμφομαι, traduzido normalmente como "eu culpo" ou "eu censuro", é frequentemente empregado em contextos jurídicos para indicar responsabilização. Ao combinar esse termo com o verbo ἁμαρτάνω, que comentamos na nota anterior, o autor parece sugerir ao público que os adversários não apenas "cometem erros trágicos", mas também são "dignos de censura pública" ou mesmo responsabilização penal. Ver, a esse respeito, Cross (2018) e Fallas (2015).

8 τέχνη. Segundo Hesíquio, lexicógrafo alexandrino do século IV a.C., *tékhnē* possui dois sinônimos: *epistḗmē* e *dólos*. Entretanto, ao consultar a literatura grega que sobreviveu até o presente, a palavra, segundo LSJ, pode ter um sentido bem mais amplo, tal como: (i) "habilidade, destreza na mão especialmente ligada ao metal", cf. Hom.*Od.* 6.232-234; (ii) "astúcia, artimanha, ser ardiloso", cf. Hom.*Od.* 4.455, Hes. *Th.* 160; (iii) "jeito, modo, maneira", cf. Hdt. 1.112; (iv) "arte, ofí-

Sobre a medicina antiga

cio", cf. Hdt. 3.130 (48), também no sentido de comércio, cf. Lys. 1.16; (v) "arte ou ofício", compreendidos como sistemas de regras e um método, cf. Arist.*EN* 1140a 8; (vi) "guilda, corporação"; (vii) "tratado", em razão de os tratados sobre alguma arte receberem no seu título: *Perí tékhnē*. Etimologicamente falando, Saussure (1892, p.74-93) seguiu a raiz do termo *tékhnē*, até *teks* – a saber, "construir com arte". Em linha semelhante, Chantraine (2009, p.1436) confirma a etimologia da palavra, relacionando-a a *téktōn*, que originalmente significava "construir, fabricar". Com isso também concorda Beekes (2016, p.1808), sugerindo que o vocábulo deriva de uma forma base *tek-t-sna*, significando "construir". Balansard e Löbl, tendo investigado a raiz e os derivados da referida palavra, chegaram às seguintes conclusões: (a) o termo *tékhnē* foi primeiramente associado à construção de navios e ao termo *sophós*, ou seja, quem possui uma *tékhnē* é *sophós*; (b) nas primeiras ocorrências, *tékhnē* está ligada ao deus Hefesto; (c) *tékhnē* não é somente uma habilidade, mas um saber que permite cumprir uma ação; (d) a *tékhnē* é um instrumento de progresso ou ruína, por isso porta uma ambivalência que pode ser entendida também como trapaça e astúcia. Durante os séculos V e IV a.C., com o aparecimento do movimento ligado aos sofistas e com uma expansão e proliferação de novas *tékhnai*, criam-se, no meio intelectual da Grécia, debates sobre o assunto e, por consequência, um alargamento semântico-conceitual do termo. Podem-se tomar como exemplo as polêmicas conceituais sobre a *tékhnē* no interior deste tratado hipocrático *Sobre a medicina antiga*, cujo autor investe contra seus difamadores um arsenal retórico com a finalidade de comprovar que a medicina é uma arte e independe dos postulados da filosofia.

9 ἀμφὶ τέχνης ἐούσης: "acerca de uma arte verdadeiramente existente". Ou seja, os adversários se enganam em relação a uma prática que se constitui verdadeiramente enquanto arte, lendo o particípio do verbo grego ser (ἐούσης) no sentido veritativo. Com efeito, em resposta aos adversários que propõem um novo fundamento para a medicina, o autor procura mostrar que ela na verdade já possui há muito tempo um fundamento que lhe garante o estatuto de arte (τέχνη). Seus praticantes diferem uns dos outros em competência e habilidade, o que não seria o caso se tudo fosse regido pela sorte ou acaso (τύχη). Isso é possível apenas porque ela já possui

Hipócrates

um princípio (ἀρχή) e um método (ὁδός) que lhe possibilitaram acumular ao longo dos anos um grande corpo de descobertas. Se ela não fosse uma arte, isto é, se ela não consistisse em experiência acumulada, princípios e procedimentos minimamente organizados, envolvendo portanto tanto *empeiria* quanto *episteme*, todos os seus praticantes seriam igualmente ignorantes e inexperientes, e os casos de tratamentos bem-sucedidos seriam simples obra do acaso. Para melhor apoiar suas afirmações, o autor traçará a partir do capítulo 3 um histórico da origem da medicina, que teria surgido a partir da observação de que os mesmos alimentos não são igualmente benéficos para os seres humanos e para os animais, assim como não o são para pessoas doentes e saudáveis. A partir daí, impelidos pela própria necessidade, os seres humanos começaram a desenvolver e a testar progressivamente diversas técnicas para adequar os alimentos às suas naturezas. Assim, o surgimento da medicina se deu juntamente com a descoberta da dieta e da culinária.

10 χειροτέχνας καὶ δημιουργούς. χειροτέχνης pode ser traduzido por "aquele que trabalha com suas próprias mãos" e δημιουργός denota "aquele que trabalha pelo povo" ou "aquele que faz coisas que dizem respeito a todo o povo". O primeiro vocábulo aparece no CH apenas cinco vezes (uma em *Epidemias*, duas em *Sobre a medicina antiga* e duas em *Sobre as afecções*) e possui o sentido de um médico que trabalha com as mãos e com o intelecto. O segundo termo é complexo. Finley (1972, p.35) sustentou que provavelmente os *demiourgoí* fossem pagos pela tarefa que eles desempenhariam, contanto que estivessem à disposição do público. Sob outra perspectiva, Murakawa (1957, p.385-415), rejeitando a tradução de Palmer, que sustentou que *dēmiourgós* era "aquele que trabalha na terra popular", propôs que toda a investigação do termo é hipotética devido à falta de evidências definitivas. Murakawa, ancorado em várias inscrições gregas, provou que o sentido do vocábulo em questão variava de acordo com as cidades e que eles não eram desprezados pela sociedade, visto que entre eles havia arautos (Hom.*Od.* 19.135), *kerykon*, que participavam dos sacrifícios. O autor hipocrático possivelmente estaria empregando o termo: (i) para designar *vox propria*; (ii) para uma designação geral de um profissional que poderia ser bom ou ruim; ou (iii) como sinônimo de *kheirotékhnai*, visto que o MSS M (Marcianus gr. 269, do século X) omite o *dēmiourgós*.

72

Sobre a medicina antiga

11 τύχη: "acaso" aparece contrastando com *tékhnē*. Nada fortuito, esse antagonismo é peça fundamental no pensamento do autor. De fato, a medicina é uma arte (*tékhnē*), porque ela requer o conhecimento da natureza do corpo humano, as causas da saúde e das doenças, a solidez de uma base, um princípio e um método. Ademais, a medicina se fundamenta em conhecimentos gerais e explicativos, além de estar associada à noção de *heúrēsis*. No capítulo 12, o redator hipocrático insiste que ela foi descoberta seguindo um método sistemático e uma aplicação da inteligência, que proporcionou um controle dos doentes. Provavelmente, ele estava travando uma polêmica contra os ataques provenientes da cultura e da medicina populares, que eram representados por magos, purificadores, charlatães, parteiras e impostores (Hp.*Morb.Sacr.* 2-3; Lanata, 1967, p.9-76). Sabe-se que a saúde não era um objeto exclusivo dos médicos e o estatuto deles não era reconhecido por um sistema público ou uma instituição no sentido moderno do termo, logo os prístinos doutores necessitavam comprovar a validade de sua arte mediante esses quatro elementos: conhecimento, fundamento, método, descobertas. Outro possível rival desse médico poderia ser encontrado ou originado na poesia de Sólon. O poema *Elegia às Musas*, conservado no fragmento 13 da edição de Martin West (T-05), representa os resultados da ação humana sofrendo a ação da fortuna (*moíra*). Os médicos, diz o poeta e estadista, não possuem controle dos resultados de suas terapias, pois eles intervêm com remédios e podem não aliviar a agonia, contudo um simples toque de mão pode curar repentinamente e rapidamente. Outras obras hipocráticas também expressam esse combate com a *týkhē*, entre as quais se pode citar *Sobre a arte* (Hp. *De arte* 4-8), *Sobre os lugares no homem* (Hp.*Loc.Hom.* 46) e *Sobre as doenças* (Hp.*Morb.* 1.7-8). Para a análise do contraste *tékhnē-týkhē* nessas obras, cf. Schiefsky (2005, p.134).

12 περὶ τῶν μετεώρων ἢ τῶν ὑπὸ γῆν: "acerca das coisas celestes ou subterrâneas". Referência comum e muitas vezes pejorativa ao tipo de investigação cosmológica conduzida pelos fisiólogos pré-socráticos. Expressões semelhantes são utilizadas por Platão, na *Apologia* (18b, 19b5), como anúncio da acusação contra Sócrates, e também por Aristófanes, em *As Nuvens* (188, 228), para satirizar as investigações conduzidas por Sócrates e seus discípulos. Como a medicina antiga trabalha com as "afecções" (παθήματα) dos pacientes, que são

73

Hipócrates

evidentes, ela não precisa de hipóteses vazias e inovadoras, embora elas talvez sejam necessárias em investigações que lidam com coisas "não aparentes" (ἀφανέα) e "obscuras" (ἀπορεόμενα), como na investigação cosmológica aludida na passagem. Nesse tipo de investigação, como vimos em nota anterior, não há nada a que se possa fazer referência para obter um conhecimento preciso, ou seja, não há um critério evidente que garanta a certeza das afirmações. Conforme adverte Schiefsky (2005, p.152-153), a passagem não deve ser interpretada apenas como uma avaliação negativa da investigação das "coisas celestes" em si mesmas, mas como uma tomada de posição em relação ao papel cada vez mais frequente de tal investigação no campo da medicina.

13 οὐ γὰρ ἔστι πρὸς ὅ τι χρὴ ἀνενέγκαντα εἰδέναι τὸ σαφές: "pois não há algo a que se possa referir para saber com certeza". Diversos autores notaram aqui semelhanças com o pensamento de Alcméon de Crotona, que defendia a impossibilidade de se atingir um conhecimento seguro acerca de coisas fora do alcance (fr. 1), e também com Xenófanes, em especial com o fr. 34, no qual o filósofo destaca as limitações do conhecimento humano em relação às coisas divinas e demais assuntos como cosmologia e "meteorologia". Em tais campos, mesmo que alguém eventualmente atinja e diga a verdade, não será possível reconhecê-la enquanto tal. O único critério disponível seria a "opinião" ou "aparência" (δόκος). Mas isso não resulta em um ceticismo radical quanto à capacidade de conhecimento humano sobre tais assuntos, uma vez que Xenófanes chega a propor explicações sobre a forma e a posição da terra, sobre os processos de mudanças cósmicas e também sobre a natureza do arco-íris, entre outros assuntos. Para o filósofo, é possível investigar certos assuntos a partir de opiniões "semelhantes" ou "parecidas" com a verdade (fr. 35), a partir das quais seria possível obter progressivamente um conhecimento cada vez mais seguro (fr. 18), ainda que sempre provisório. Assim, interpretando a passagem em tela a partir das semelhanças com Xenófanes, não temos aqui propriamente uma desqualificação das teorias cosmológicas como inúteis ou arbitrárias, mas apenas o reconhecimento de seu caráter limitado e provisório, de modo que não seria apropriado utilizar o mesmo método no campo da medicina. Ver, a esse respeito, Schiefsky (2005, p.139-142), que apresenta também paralelos com outros autores antigos, assim como Jouanna (1990, p.158-159).

Sobre a medicina antiga

14 ἀρχὴ καὶ ὁδός: "um princípio e uma via". Os termos podem ser lidos aqui em seus dois sentidos fundamentais. Ou seja, ἀρχή é tanto "ponto de partida" ou "início" quanto "princípio" no sentido de fundamento básico, assim como ὁδός é tanto "via" quanto "método". Ao que parece, o autor defende que a medicina teve seu início (ἀρχή) estabelecido há muito tempo e, por isso, possui também uma longa trajetória ou via (ὁδός), ao longo da qual importantes descobertas foram feitas. Desse modo, ela não precisa de um princípio inovador, estabelecido como *hypóthesis*. A via ou trajetória da medicina antiga, cujo histórico será traçado a partir do capítulo 3, envolve um conjunto de descobertas e procedimentos que constituem, por assim dizer, um "método", embora esse termo só apareça a partir de Platão.

15 εὑρημένη: "uma vez que foi descoberto". Logo na primeira sentença do segundo capítulo, há cinco ocorrências em sequência do verbo εὑρίσκω, que pode ser traduzido como "eu acho" ou "eu descubro". Há mais duas ocorrências adiante no mesmo capítulo. Para alguns estudiosos, essas repetições, além de gerar um notável efeito sonoro, procuram reforçar perante o público a importância das descobertas realizadas, assim como o entusiasmo do autor. A variação dos tempos verbais, indicando que as descobertas foram feitas no passado e continuarão a ser feitas no futuro, reforça a ideia de progresso e continuidade a partir da experiência acumulada, o que não seria possível caso a medicina antiga não possuísse um método adequado. Segundo Festugière (1948, p.35), é possível notar o "tom entusiástico desse hino à pesquisa e à descoberta". Ver também, a esse respeito, Jouanna (1990, p.159).

16 ἀποβαλὼν καὶ ἀποδοκιμάσας πάντα, ἑτέρῃ ὁδῷ καὶ ἑτέρῳ σχήματι ἐπιχειρεῖ ζητεῖν, καί φησί τι ἐξευρηκέναι, ἐξηπάτηται καὶ ἐξαπατᾶται: "abandonando e rejeitando todas essas coisas, pretende investigar por outra via e com outros esquemas e alega que descobriu algo, se enganou e continua se enganando". É importante registrar, com Jouanna (1990, p.159-160), a utilização de palavras de tamanho semelhante que começam ou terminam com os mesmos sons (*paromoiose*), dispostas em pares mais ou menos equilibrados (*parisose*). O emprego de tais recursos, bastante difíceis de reproduzir na tradução, indica que o texto se destinava à apresentação pública oral ou leitura em voz alta. É como se o autor quisesse aqui reforçar o erro dos adversários

75

Hipócrates

com uma espécie de slogan de fácil memorização e grande impacto sonoro. Ver, a esse respeito, Jouanna (2021a, p.47-48) e Cross (2018).

17 ἐγὼ πειρήσομαι ἐπιδεῖξαι, λέγων καὶ ἐπιδεικνύων τὴν τέχνην ὅ τι ἐστίν: "eu tentarei demonstrar aqui publicamente, explicando e demonstrando o que é esta arte". As duas ocorrências do verbo ἐπιδείκνυμι, que traduzimos aqui como "eu demonstro publicamente" ou simplesmente "eu demonstro", é uma indicação clara por parte do autor da natureza epidíctica do tratado. Seguindo Jouanna (2021a, p.41), podemos tomar as duas ocorrências de ἐπιδείκνυμι aqui como "referências internas", ou seja, como um critério adicional para determinar se um dado texto do corpus se destinava à apresentação oral ou escrita. Ou seja, quando o autor se refere ao que já foi ou ainda será discutido, os verbos utilizados, juntamente com outras características orais presentes no texto, ajudam a indicar em geral a natureza e a finalidade da obra.

18 οὐδὲν γὰρ ἕτερον ἢ ἀναμιμνήσκεται ἕκαστος ἀκούων τῶν αὐτῷ συμβαινόντων: "pois não se trata de outra coisa para cada um senão recordar, enquanto escuta o médico, o que vem acontecendo a si mesmo". Como se sabe, a noção de ἀνάμνησις, geralmente traduzida como "recordação" ou "rememoração", exerce um papel central na epistemologia platônica. Conforme veremos ao longo do texto, o autor de *Sobre a medicina antiga* emprega diversos termos técnicos e fórmulas que também serão utilizados em posição de destaque por Platão. Ver, a esse respeito, Taylor (1911). O primeiro desses termos, como vimos, é ὑπόθεσις, muito importante nos diálogos Mênon, Fédon e República. Com base no emprego de tais noções, o texto foi objeto de diversos estudos que procuraram determinar suas relações com o pensamento platônico. Diller (1952), por exemplo, chegou a propor que o autor do texto se apoiou em Platão. Festugière (1948), por outro lado, defende que os termos eram de uso habitual e corrente no contexto da segunda metade do século V a.C., antes portanto da composição dos diálogos platônicos, posição seguida pela maioria dos estudiosos. Além disso, conforme aponta Jouanna (1990, p.160-161), a ἀνάμνησις aqui é um pouco diferente da noção platônica. Afinal, não se trata de uma indicação de um saber não ensinado, mas apenas a confirmação de que o médico está certo em suas asserções, pois o que ele afirma em relação ao diagnóstico é confir-

Sobre a medicina antiga

mado pela lembrança das afecções experimentadas pelos pacientes. Ver, a esse respeito, o comentário de Schiefsky (2005, p.145-146).

19 δημότας...ἰδιωτέων γνώμης. Jouanna defendeu que *gnômê* designa tanto o pensamento quanto os meios de conhecimento, podendo ser traduzido por "conceber", "ter uma ideia clara". Desse modo, o objetivo do autor é, de fato, mostrar que coisas desconhecidas ou mal conhecidas do leigo são concebíveis pela reminiscência, se o discurso do médico tocar a verdade, ou seja, explicar o que os pacientes sentiram. Acrescenta-se que os vocábulos δημότης e ἰδιώτης assumem o tratamento sinonímico significando "pessoas leigas" no CH e marcam uma oposição ao *tekhnítēs* e ao *iatrós*. Ver Jouanna (1990, p.160-161) e Festugière (1948, p.36).

20 τὰ αὐτὰ διαιτωμένοισί. Os vocábulos *díaita*, *diaitáō* são originários dos tribunais e da política, significando "decisão". Posteriormente, foram incorporados à literatura grega, assumindo o sentido de "modo de vida", e nos escritos médicos, denotando "terapia" e "tratamento". Por vezes, essa terapia incluía apenas a alimentação e as bebidas, mas, na maioria das vezes, os hipocráticos acrescentavam a ela os banhos, os exercícios, as relações sexuais etc. Esse conjunto de tratamentos ficou conhecido como dietética. Sobre a origem da palavra e os seus usos, ver Craik (1995, p.387-402) e Thivel (2000, p.25-38).

21 αὐτὴ ἡ ἀνάγκη: "a própria necessidade". Ao atribuir a descoberta da medicina à própria "necessidade" (ἀνάγκη) e não a uma divindade mítica, como Prometeu, o tratado reflete uma tendência comum do século V a.C., que procurava explicar racionalmente o progresso da humanidade e a descoberta das artes a partir de elementos puramente materiais. Os seres humanos foram forçados a pesquisar e a descobrir a medicina, com sua inteligência e seu raciocínio, para superar um estágio primitivo em que eram assolados por doenças e mortandade decorrentes de dietas e formas de vida inadequadas. Mais adiante no texto, no capítulo 4, o autor afirma que todos possuem certa familiaridade com a culinária "por seu uso e sua necessidade" (διὰ τὴν χρῆσίν τε καὶ ἀνάγκην, 4.3), ou seja, são obrigados a isso por uma questão de sobrevivência. É nesse sentido, portanto, que devemos tomar o termo "necessidade" aqui, e não no sentido de uma descoberta inevitável ou como um processo no qual uma etapa se segue inexoravelmente da etapa anterior.

77

Hipócrates

22 ἐν πολλῷ χρόνῳ: "ao longo de muito tempo". A mesma expressão já foi utilizada no capítulo anterior, em 2.3. Para melhor se contrapor aos adversários, o autor procura enfatizar que a descoberta da medicina foi resultado de um longo e gradual processo acumulativo de experiências com a modificação dos alimentos e observação dos seus efeitos em indivíduos distintos. Ao sustentar que o processo de descoberta foi conduzido por diversas pessoas ao longo de várias gerações, o autor mobiliza em seu favor a experiência acumulada pelos antepassados e o esforço coletivo, talvez sugerindo que os adversários se apoiam em um grupo mais restrito e recente de pensadores que propõem novidades. Ver, a esse respeito, Miller (1949), Jouanna (1990, p.34-49) e Schiefsky (2005, p.156-157).

23 ὑπὸ ἰσχυρῆς τε καὶ θηριώδεος διαίτης: "por causa da dieta forte e selvagem". Inicialmente, os seres humanos faziam uso da mesma dieta que os animais, consumindo alimentos em estado bruto, isto é, de forma "pura" (ἄκρητα), sem qualquer "mistura" ou "combinação" (κρῆσις), com grandes prejuízos e sofrimentos. Em tal estado, os alimentos possuem uma grande "força" (ἰσχύς), entendida como a medida de sua "capacidade" ou "poder" (δύναμις) de gerar certos efeitos.

24 ἄκρητα: "não misturadas", "não temperadas" ou simplesmente "puras". Ao utilizar o termo ἄκρητα para se referir aos alimentos consumidos em estado bruto pelos animais e pelos seres humanos em seus estágios primitivos de desenvolvimento, o autor antecipa uma importante noção que será apresentada apenas mais adiante no texto, no capítulo 14, qual seja, a noção de κρῆσις, termo traduzido geralmente como "mescla", "combinação" ou simplesmente "mistura". Os alimentos são constituídos por diversos tipos de humores, cada qual dotado de um poder específico, que não se encontram originalmente "temperados" ou "misturados" em uma proporção adequada para serem assimilados pelos humores presentes nos organismos humanos. Quando são consumidos assim "sem mistura" (ἄκρητα), os alimentos geram dores, doenças e morte nos seres humanos. Ver, a esse respeito, Festugière (1948, p.37-38), Jouanna (1990, p.54-63) e Schiefsky (2005, p.163-164).

25 μεγάλας δυνάμιας ἔχοντα: "possuindo grandes poderes". A noção de δύναμις, termo normalmente traduzido como "qualidade", "propriedade", "princípio ativo" ou simplesmente "poder" – opção que

Sobre a medicina antiga

adotamos aqui –, é fundamental para a concepção de "natureza" ou "constituição" (φύσις) defendida pelo autor. Conforme veremos mais adiante no texto, a "natureza" (φύσις) de cada alimento é determinada por sua "capacidade" ou "poder" (δύναμις) de provocar afecções específicas nos seres humanos. O vinho, por exemplo, quando bebido em excesso, produz certos efeitos claramente observáveis que todos identificam como sua "capacidade" ou "poder" específico (Cf. 20.32-33). Da mesma forma, a "natureza" ou "constituição" (φύσις) específica de cada ser humano é determinada pela sua "capacidade" ou "poder" (δύναμις) de "dominar" (κρατεῖν) ou "assimilar" (ἐπικρατεῖν) os alimentos. Ver, a esse respeito, Miller (1952, p.184), Schiefsky (2005, p.150-155) e Jouanna (1990, p.50-53).

26 ἄρτον: "pão". O processo de panificação, apresentado aqui em ordem cronológica, constitui uma importante conquista da civilização. Em primeiro lugar, o trigo era umedecido (βρέξαντές) para facilitar o joeiramento (πτίσαντες), depois era moído (καταλέσαντές) e peneirado (διασήσαντες) até virar farinha de trigo, que era então amassada (φορύξαντες) e por fim assada (ὀπτήσαντες), transformando-se no pão.

27 μᾶζαν: "bolo de cevada". Não se trata propriamente de "massa", com Littré (1840, p.577) e Festugière (1948, p.4), mas "bolo" de cevada, oposto ao "pão" de trigo, conforme aponta Jouanna (1990, p.99), em opção adotada por Jones (1957, p.19), Schiefsky (2005, p.79) e Lan (1987, p.3). O bolo de cevada era feito simplesmente amassando cevada com leite ou água, sem levar ao fogo.

28 πολλὰ περὶ ταῦτα πρηγματευσάμενοι: "efetuando também com essas coisas muitas outras elaborações".

29 πλάσσοντες πάντα πρὸς τὴν τοῦ ἀνθρώπου φύσιν τε καὶ δύναμιν: "moldando todas as coisas de acordo com a natureza e o poder das pessoas". Como vimos nas notas anteriores, o corpo humano também possui um "poder" ou "capacidade" (δύναμις), assim como os alimentos. A δύναμις de uma dada constituição humana consiste simplesmente em sua capacidade ou poder de dominar ou assimilar os alimentos. Ver, a esse respeito, Schiefsky (2005, p.167-168), que oferece exemplos extraídos de outros tratados atribuídos a Hipócrates.

30 κρατεῖν: "dominar" ou "assimilar". Conceito fundamental da medicina hipocrática, indicando o domínio que o organismo exerce sobre

Hipócrates

os alimentos ingeridos, abarcando tanto a digestão em si quanto o metabolismo. O termo "assimilar" (ἐπικρατεῖν), aparentemente um sinônimo que o autor emprega nos mesmos contextos, foi introduzido na medicina provavelmente por Alcméon de Crotona, passando a exercer um papel central desde então. Temos aqui, no campo da medicina, o emprego das noções de luta de opostos, predomínio e equilíbrio de forças, também comum em alguns modelos cosmológicos do século V a.c. Como vimos nas notas anteriores, a natureza ou constituição (φύσις) dos seres humanos, assim como os alimentos, possuem um determinado poder (δύναμις). Quando o poder do corpo humano prevalece e domina os poderes dos alimentos, o resultado é nutrição e um estado saudável. Quando isso não ocorre, temos complicações, doenças e morte. Ver, a esse respeito, Jouanna (1990, p.164).

31 ὄνομα [...] ἢ ἰητρικήν. Decerto, o conceito de medicina não foi unanimidade entre os médicos hipocráticos. O *Sobre a medicina antiga* elabora o *definiens* da medicina da seguinte forma: ela é a descoberta e a investigação da diferença entre a dieta das pessoas enfermas e das pessoas saudáveis, entre os alimentos fortes e fracos, além da investigação de uma alimentação que se harmonizasse com a natureza humana. No entanto, existiram outras definições no CH: (i) O *Sobre os flatos* (Hp.*Flat.* 1) assevera que os gregos (*hoí héllēnes*) denominam de "medicina" a arte laboriosa (*epíponos*) para quem a possui e vantajosa (*onínēmi*) para quem se serve dela; (ii) em *Sobre a arte* (Hp. *De arte* 3), a *iatriké* é definida por sua tríplice função: curar completamente aquilo que for curável, aliviar as dores das doenças controláveis e não tratar das afecções incuráveis; (iii) em *Sobre as afecções* (Hp.*Aff.* 45), a *iatriké tékhnē* é a descoberta (*heurískō*), por meio de *gnómē*, dos alimentos e dos medicamentos; (iv) em *Lugares no homem* (Hp.*Loc.Hom.* 44, 46), a medicina é uma arte que foi plenamente descoberta (*aneurískō*) e se resume no domínio do saber (*epistémē*) sobre a sorte (*týkhē*) e no equilíbrio sutil entre administração de alimentos e a capacidade do corpo em absorvê-los; (v) em *Sobre o regime* (Hp.*Vict.* 1.15), a medicina corresponde à *tékhnē* que retira a causa da dor e restaura a saúde. O autor do *Sobre a medicina antiga* se distingue dos demais por sua ênfase na descoberta (*heúrēma*) e na investigação (*zétēma*) da dieta (*díaita*).

80

Sobre a medicina antiga

32 εἰ δὲ μὴ τέχνη αὕτη νομίζεται εἶναι, οὐκ ἀπεοικός: "mas que ela não seja considerada uma arte, não é irrazoável". Ou seja, como no capítulo anterior a origem da medicina foi associada à descoberta da culinária e de uma dieta apropriada aos seres humanos, áreas nas quais todos possuem algum conhecimento porque envolvem habilidades básicas para a vida civilizada, ninguém pode ser considerado completamente "leigo" (ἰδιώτης) em tais áreas, não havendo portanto nenhum "profissional" ou "artífice" (τεχνίτης) no sentido pleno do termo, nem seu reconhecimento enquanto "arte" (τέχνη). O autor responde a essa objeção simplesmente reiterando que ela foi sim uma grande descoberta que envolveu muito "exame" ou "investigação" (σκέψις), e também que novas descobertas continuam sendo feitas segundo o mesmo método no campo especializado do treinamento de atletas, campo no qual os resultados são notórios. Assim, o que garante o estatuto de uma arte (τέχνη) não é apenas a existência de um corpo de praticantes com atestada competência, mas principalmente a posse de um "método" ou "via" (ὁδός) adequada.

33 οἱ τῶν γυμνασίων τε καὶ ἀσκησίων ἐπιμελόμενοι: "os que se ocupam de ginástica e de treinamento de atletas". Ou seja, os "treinadores de atletas" ou "mestres de ginástica", geralmente designados em grego pelo termo παιδοτρίβης, muito prezados na Antiguidade em vista da importância social dos jogos atléticos. Para eles, seguir uma dieta rigorosa era parte fundamental do treinamento. Em busca de melhores resultados, avaliavam continuamente a reação dos atletas aos diferentes alimentos com o objetivo de determinar a dieta mais eficaz para o fortalecimento. Os mais famosos nesse campo eram Heródico de Selímbria, considerado precursor da medicina esportiva, e Ico de Tarento, pentatleta campeão e treinador renomado. Ver, a esse respeito, o comentário de Schiefsky (2005, p.173), assim como Festugière (1948, p.39). Jouanna (1990, p.1965) destaca na passagem em tela mais um caso de pares equilibrados (*parisose*) de palavras que terminam com os mesmos sons (*paromoiose*).

Ademais, vale ressaltar que, além do *paidotríbēs*, havia ainda o *gymnastés* – uma espécie de professor de educação física – e o *aleîptēs* – encarregado de ungir o corpo dos atletas com óleo. Dos três, o *paidotríbēs* é o mais antigo, surgindo ao mesmo tempo que a *palaístra* e o *gymnásion*. Possivelmente, ele era um atleta veterano que adquirira uma expertise

81

Hipócrates

teórica. A partir do século IV a.C., com a especialização das *tekhnaí*, ele passou a acompanhar o atleta ministrando-lhe instruções práticas, como golpes e exercícios, enquanto o *gymnastês* era responsável pela constituição física mais ampla. O status do *paidotríbēs* é analisado de forma cirúrgica por Paleologos (2004, p.126-133).

34 τὴν ὁμολογεομένως ἰητρικήν: "a medicina reconhecida enquanto tal". Isto é, a medicina propriamente dita, que trata dos doentes, distinta da medicina originária apresentada no capítulo anterior, que também trata das pessoas saudáveis, identificada com a culinária. Como vimos, a culinária e a medicina possuem o mesmo princípio (ἀρχή) e seguem o mesmo método (ὁδός) de descoberta. O que diferencia a medicina da culinária é a sua complexidade, que envolve alguns aspectos importantes. É preciso, em primeiro lugar, discernir classes distintas de doentes e tipos de regime correspondente: os que estão fortes o bastante para ingerir alimentos sólidos; os que se beneficiam apenas com a ingestão de sopas e mingaus; os que só podem consumir líquidos bem diluídos. Além disso, é necessário também não apenas diminuir a força qualitativa dos alimentos por meio da combinação, mistura e preparação, como na culinária, mas também selecionar cuidadosamente a qualidade e a quantidade de alimento adequada para cada caso, removendo certos alimentos, diminuindo a quantidade total ingerida e observando cuidadosamente o grau adequado de combinação e mistura.

35 ὑφεῖλον τοῦ πλήθεος τῶν σιτίων αὐτῶν τούτων, καὶ ἀντὶ πλειόνων ὀλίγιστα ἐποίησαν: "removeram certo número dessas mesmas comidas sólidas, e também passaram a dar pouca quantidade em vez de muita". A primeira etapa da descoberta de uma dieta específica para os doentes envolve duas operações. Em primeiro lugar, é preciso remover alguns alimentos sólidos presentes na dieta para os saudáveis sem modificar totalmente esse regime. Em seguida, é necessário reduzir também a quantidade de comida administrada. As duas operações correspondem às duas práticas não adotadas pelos que ignoram a medicina, mencionadas logo acima, quais sejam, se abster de certos alimentos e reduzir a quantidade geral ingerida. A primeira etapa, portanto, é negativa, pois envolve apenas reduzir a qualidade e a quantidade dos alimentos. Ver, a esse respeito, Jouanna (1990, p.166) e Schiefsky (2005, p.177).

82

Sobre a medicina antiga

36 εὗρον τὰ ῥυφήματα: "descobriram as sopas". Na segunda etapa da descoberta da dieta para os doentes, todos os alimentos sólidos são removidos em função de sopas, mingaus e papas, reduzindo assim a força (τὸἰσχυρὸν) dos alimentos por meio da combinação (τῇ κρήσει) e da fervura (ἑψήσει). A segunda etapa, portanto, assim como a terceira, é mais complexa, pois envolve determinadas operações para diminuir a força dos alimentos em função do estado do paciente. Existe um artigo de Jouanna (2012) em que apenas essa parte é analisada. Assim, segundo o artigo, o autor do tratado divide a alimentação em líquida, sólida e pastosa. Talvez, no imaginário brasileiro, "sopa" seja algo composto por líquido e sólido juntos. Portanto, é possível que "mingau" seja mais apropriado aqui, já que se trata de um alimento entre o líquido e o pastoso. Contudo, embora "mingau" seja uma palavra tupi para nomear um prato feito de vísceras humanas do inimigo e dado às crianças em rituais antropofágicos, geralmente pensa-se em algo doce. Desse modo, uma provável substituição tanto a "sopa" quanto a "mingau" seria "papa".

37 ἀφίκοντο ἐς πόματα: "recorreram às bebidas". Na terceira etapa, quando os pacientes não conseguem assimilar (ἐπικρατεῖν) nem mesmo as sopas e mingaus, a dieta se restringe a líquidos ou a bebidas (πόματα) bem diluídas, com rigoroso controle da quantidade e do grau de mistura.

38 ὡς μετρίως [...], μήτε πλείω τῶν δεόντων μήτε ἄκρη τέστερα προσφερόμενοι μηδὲ ἐνδεέστερα: "conforme a medida, tanto na combinação quanto na quantidade, administrando-as nem mais nem menos do que o necessário". Esta última menção (ἐνδεέστερα) anuncia o desenvolvimento do capítulo 9 e aponta que a descoberta da medicina ensinou que a dieta nociva se manifesta tanto na abundância e na força dos alimentos quanto na sua escassez e fraqueza.

39 Φθίσις: "corrupção", mas quando se trata de seres humanos também pode significar "atrofia", opondo-se assim a τροφή, *qua* "aquilo que nutre".

40 ἐν ταύτῃ τῇ διαθέσει: "em tal estado". O termo διάθεσις indica a condição ou o estado ocasional de um paciente, que varia conforme a doença que o acomete, enquanto o termo φύσις, por outro lado, diz respeito à natureza ou constituição específica e invariável de cada indivíduo. Cf. Jouanna (1990, p.167) e Schiefsky (2005, p.179).

83

Hipócrates

41 πάντα δὴ τὰ αἴτια τοῦ πόνου ἐς τὸ αὐτὸ ἀνάγεται: "todas as causas do sofrimento portanto remontam à mesma". Alguns estudiosos sugeriram que o autor incorre aqui no mesmo tipo de erro que critica nos adversários, qual seja, a simplificação excessiva das causas das doenças. Festugière (1948, p.40) comparou a passagem em tela com o trecho do primeiro capítulo em que o autor critica os adversários "que reduzem ao mínimo o princípio da causa" (ἐς βραχὺ ἄγοντες τὴν ἀρχὴν τῆς αἰτίης, 1.34) das doenças e da morte das pessoas. De acordo com Festugière, o que o autor reprova nos adversários que propõem inovações em medicina não é propriamente a redução das causas das doenças a um conjunto restrito de causas primárias, uma vez que ele mesmo faz isso ao atribuir todas as doenças unicamente à ingestão de alimentos "mais fortes" (τὰ ἰσχυρότατα), mas o recurso a hipóteses alheias ao campo da medicina. Vegetti (1965, p.139), por outro lado, vê aqui apenas uma simplificação expositiva referente ao contexto da descoberta e desenvolvimento da medicina antiga, no qual é preciso enfatizar o papel prejudicial de alimentos muito fortes. De fato, mais adiante no texto, a etiologia das doenças se torna mais complexa, com destaque para a atuação dos diversos poderes (δυνάμεις) e para o papel exercido pelos esquemas ou estruturas (σχήματα) do corpo. Ver também, a esse respeito, Jouanna (1990, p.167), Lan (1987, p.CLIII), Lara Nava (1983, p.144) e Schiefsky (2005, p.179-180).

42 νούσοισιν [...] ἀλγήματα [...] πόνου [...] κάμνοντα. Aqui há algumas palavras que são empregadas com o sentido de "doença". Segundo Brock (1961, p.147-148), *nósos* existe desde Homero e se apresenta como o antônimo de "saúde". Entretanto, no CH há outros vocábulos que denotam o estado morboso e que são apresentados como opostos de *hygeía*: *kámnō* ("trabalho, sofrimento, angústia"), *pónos* ("trabalho, exercício, labuta, sofrimento, dor"), *álgēma* ("sofrimento, dor"). Além desses quatro termos presentes no capítulo 6 de *Sobre a medicina antiga*, o CH oferece mais três: "fraqueza" (Hp. *Prog.* 1 *asthéneia*), "ferida" (Hp.*Art.* 3 *sínaros*), "mutilado, incapacitado" (Hp.*Gent.* 11 *pēróō*).

43 ἐμοὶ μὲν γὰρ φαίνεται ὁ αὐτὸς λόγος καὶ ἓν καὶ ὅμοιον τὸ εὕρημα: "Pois me parece que a razão é a mesma e a descoberta é única e idêntica." Ao indagar-se a respeito da relação entre a descoberta da medicina e a descoberta da culinária, o redator hipocrático sustenta que ambas seguiram o mesmo método, isto é, a eliminação de alimentos muito

Sobre a medicina antiga

fortes para a *phýsis* dos indivíduos; todavia, a diferença entre elas é que a medicina é mais complexa e surgiu da culinária.

44 πλέον τό γε εἶδος: "mais ampla em seus aspectos".

45 ποικιλώτερον: "mais complexa".

46 πλείονος πρηγματίης: "esforço mais diligente".

47 βλαβερωτέρην: "mais prejudicial".

48 εἰ δέ τις σκέπτοιτο τὴν τῶν καμνόντων δίαιταν πρὸς τὴν τῶν ὑγιαινόντων, εὕροι ἂν τὴν τῶν θηρίων τε καὶ τῶν ἄλλων ζώων οὐ βλαβερωτέρην πρὸς τὴν τῶν ὑγιαινόντων: "Mas, se alguém examinar a dieta dos doentes em relação à dos saudáveis, descobrirá que ela não é mais prejudicial do que a dos saudáveis em relação às dietas das feras e outros animais". Essa sentença embaraça os leitores, por declarar que a dieta dos doentes não é prejudicial em si mesma. Ela é esclarecida por dois exemplos danosos: uma pessoa enferma que por meio de erros se aproxime da dieta de pessoas saudáveis e outra saudável que se aproxima da dieta dos animais. Segundo Jouanna (1990, p.169), o objetivo dessa comparação é demonstrar que "a descoberta da dieta na saúde não é menos importante do que a dieta dos doentes, e que o método de um é a extensão do método do outro".

49 ἀπόρων: "insuportável" ou "intolerável". Talvez, tratando-se dos tratados hipocráticos, "incurável" traduza melhor o termo θανάσιμος, como pontua von Staden.

50 ὄροβος: "ervilhaca" ou "ervilhaça". A *vicia ervilia* é conhecida pelos nomes comuns de ervilha-de-pombo e órobo. Foi uma das primeiras plantas que se sabe que foram cultivadas, datando a sua domesticação do período Neolítico da região do Mediterrâneo. Ver Grmek (1983, p.324-326).

51 τεκμήρια: "indicações claras".

52 πλήρωσις: "repleção". Estado ou circunstância em que o estômago se encontra completamente cheio ou repleto, considerado tão prejudicial para a saúde quanto o estado oposto, a depleção.

53 κένωσις: "depleção". Estado ou circunstância em que o estômago se encontra completamente vazio, fazendo com que a fome debilite e enfraqueça a natureza do ser humano.

54 O mecanismo de repleção e depleção é crucial para os vetustos médicos, para a filosofia platônica, aristotélica e epicurista, assim como para o debate sobre o prazer na Filosofia Antiga. Em *Sobre os flatos* (Hp.*Flat.* 1), o autor afirma que a repleção (*plēsmonê*) cura a depleção

Hipócrates

(*kénōsis*) e vice-versa; por exemplo, a fome (*limós*) e a sede (*dípsa*) são enfermidades (*nósos*) de depleção e são curadas respectivamente com o alimento (*brôsis*) e com a bebida (*pósis*). Sob uma ótica um pouco discrepante, o *Sobre a medicina antiga* observa que tanto a *plérōsis* quanto a *kénōsis* causam males (*kakós*) descomunais, por isso o médico deve se esforçar para evitar o excesso, bem como a deficiência, e ter como objetivo uma dieta que corresponda precisamente à força do paciente. O *Sobre as enfermidades IV* (Hp.*Morb.* 4.32-39) postula que os seres humanos são formados por quatro humores e o corpo se assemelha a caldeiras de bronze (*khalkeía*) que se encontram interligadas. Vertendo-se água em apenas uma delas, as outras ficarão cheias. Analogamente, no interior do indivíduo os alimentos e as bebidas entram no ventre e são distribuídas em "reservatórios", então, caso ele se esvazie, o humor retornará. Se, hipoteticamente, uma pessoa ingerir algo de natureza biliosa e o depósito desse *hygrós* estiver vazio, então experimentar-se-á uma sensação agradável (*hēdýs*).

55 διότι πολλὸν ποικιλώτερά τε καὶ διὰ πλείονος ἀκριβείης ἐστί: "é por isso que as tarefas do médico são muito mais complexas e exigem maior precisão". As tarefas da medicina são muito mais variadas ou complexas (ποικιλώτερά) do que os capítulos anteriores deram a entender, uma vez que não se trata apenas de reduzir a força dos alimentos. É preciso evitar tanto o excesso quanto a deficiência, tanto a repleção quanto a depleção, pois a força da dieta deve ser cuidadosamente ajustada em relação à força da natureza (φύσις) e da condição (διάθεσις) específicas de cada paciente. Conforme veremos ao longo do texto, isso envolve a consideração de vários fatores além da quantidade, qualidade e momento oportuno da alimentação, tais como a composição humoral específica de cada indivíduo, a estrutura dos seus órgãos internos em relação ao poder de cada alimento, hábitos adotados, entre outras coisas.

56 δεῖ γὰρ μέτρου τινὸς στοχάσασθαι. μέτρον δὲ οὔτε ἀριθμὸν οὔτε σταθμὸν ἄλλον, πρὸς ὃ ἀναφέρων εἴση τὸ ἀκριβές, οὐκ ἂν εὕροις ἀλλ' ἢ τοῦ σώματος τὴν αἴσθησιν: "pois é preciso ter em vista alguma medida. Mas não encontrarás outra medida, nem número, nem peso, em referência à qual tu possas obter precisão, com exceção da sensação do corpo". Essa passagem é uma das mais comentadas e discutidas de todo o tratado, tanto em relação ao estabelecimento do texto e à interpretação

Sobre a medicina antiga

correta, quanto em relação às possíveis influências e recepção. Para obter um maior grau de precisão (ἀκρίβεια), o médico precisa ter em vista (στοχάσασθαι) uma justa medida ou um meio-termo (μέτρον), situado entre a deficiência e o excesso. Porém, não há nenhuma medida (μέτρον) preestabelecida para isso, isto é, não há um número (μέτρον) ou um peso (σταθμόν) que sirva de critério geral para o tratamento de todos os casos. O único critério disponível ao médico é a "sensação do corpo" (τοῦ σώματος τὴν αἴσθησιν), entendida tanto como a reação do corpo ao tratamento conforme percebida por um paciente específico, quanto a percepção que o próprio médico obtém dessas reações mediante observação cuidadosa. Nesse sentido, a sensação (αἴσθησις) fornece apenas acesso indireto à natureza e ao estado do paciente, pois o que ele sente ou percebe não reflete necessariamente sua composição humoral ou a condição de seus órgãos internos. Além disso, a sensação do corpo também não é redutível a medidas quantitativas precisas como número ou peso, como acontece em outras artes — na carpintaria e na escultura, por exemplo. Assim, é muito difícil obter um grau de precisão absoluto na arte da medicina, e o médico que erra menos deve ser louvado. Ao propor a αἴσθησις como o único critério em relação ao qual (πρὸς ὃ) o médico deve se guiar, evitando noções quantitativas como número ou peso utilizadas pela medicina de influência pitagórica, o autor do tratado lança as bases para uma concepção de ciência ou arte eminentemente experimental e não dogmática, baseada na sensação e na percepção dos fenômenos, que será retomada posteriormente no período helenístico pela escola Empirista. A caracterização da percepção ou sensação (αἴσθησις) como único critério ou medida (μέτρον) disponível ao médico levou muitos estudiosos a relacionar a passagem com a doutrina de Protágoras, segundo a qual o ser humano é a medida de todas as coisas. Porém, enquanto Protágoras, conforme retratado no *Teeteto* de Platão, parece tomar as impressões sensíveis como o único e determinante critério para suas próprias percepções, o autor de *Sobre a medicina antiga* toma a sensação (αἴσθησις) apenas como um meio indireto e impreciso de obter conhecimento acerca da natureza (φύσις) e da condição (διάθεσις) específica de um paciente. Para informações mais detalhadas sobre a passagem em tela, remetemos o leitor aos comentários de Festugière (1948, p.41-43), Vegetti (1965, p.140-141), Jouanna (1990, p.173-175) e Schiefsky (2005, p.193-195).

Hipócrates

57 τὸ ἀτρεκὲς: "exatidão total" ou "certeza".

58 οὕτω δὴ καὶ οἱ κακοί τε καὶ οἱ πλεῖστοι ἰητροί: "Do mesmo modo, quando os maus médicos, que são a maioria...". O autor não emprega a falácia do Falso Escocês; ao contrário, ele admite a existência de maus médicos, o que complica o debate antigo sobre o erro médico. Sócrates e Trasímaco concordam, na *República* (Pl.*R.* 340d-341a), que o médico não pode errar, pois, enquanto conhecedor da arte e exercendo os ditames da medicina, o médico não se equivoca. Contudo, a *hamartía* poderia significar no CH tanto o erro doloso como o culposo, e o equívoco técnico pode ser derivado da falta do saber ou de não se tratar corretamente do paciente (Hp.*VM* 9; Hp.*Aff.* 13). O autor de *Sobre as articulações* (Hp.*Art.* 47) relata que errara, causando muita dor ao paciente, e, ao confessar a falha, adverte que essa experiência serve para ensinar mediante os equívocos, a fim de que não se repita e não cause danos ulteriores. O *Sobre a arte* (Hp. *De arte* 5, 7, 9, 13) afirma que os erros não são menos prova de que a arte existe do que os benefícios que ela ocasiona, assim, o benefício ao enfermo se deve à correta administração dos tratamentos e dano ao seu contrário. Dito em outras palavras, a *tékhnē* está ausente nos casos em que nada é correto ou incorreto, e está presente quando ambos são encontrados. Dessa forma, o tratado opera a distinção entre o *tekhnítēs* e a *tékhnē* exercida por ele. Ora, os agentes da saúde possuem um método sólido e sanidade mental, além de empregarem a inteligência e o discernimento, então a possibilidade de erro médico é relativamente pequena, e se eles cometerem equívocos isso se deverá à falha pessoal em seguir os preceitos da técnica, porque a *tékhnē iatrikḗ* é *anamártētos*. Essas passagens do *De arte* são comentadas em detalhes por Jori (1996, p.55-59) e por Mann (2012, p.126-142).

59 ἀκαίρου: "momento inoportuno". O capítulo enfatiza a importância do momento preciso (καιρός) em que os alimentos devem ser ministrados. De fato, os casos de efeitos prejudiciais mencionados no presente capítulo não envolvem erros quanto à qualidade ou à quantidade dos alimentos, mas quanto à ocasião ou ao momento inoportuno (ἄκαιρος) em que são ingeridos. Segundo Schiefsky (2005, p.219), porém, o termo καιρός adquire em outros textos hipocráticos o sentido geral de "justa medida", portanto sendo equivalente ao termo μέτρον. Utilizado nesse sentido, o termo en-

Sobre a medicina antiga

volveria não apenas o momento específico para administração dos alimentos, mas também a quantidade e a qualidade na medida apropriada, conforme veremos logo adiante, no passo 12.6.

60 ἐπαναφέροντας ἐπὶ τοὺς ὑγιαίνοντας: "fazendo referência às pessoas saudáveis". Como vimos no capítulo 8, os efeitos produzidos pelos alimentos nos corpos dos saudáveis e dos doentes são passíveis de comparação. Assim, é possível aprender (καταμανθάνειν) sobre os efeitos produzidos pelos alimentos nos doentes quando se faz referência (ἐπαναφέροντας) aos efeitos que os mesmos alimentos produzem nas pessoas saudáveis. Conforme veremos no capítulo 12, uma vez que as pessoas doentes são mais fracas que as saudáveis, qualquer alimento que gere efeitos consideráveis nos saudáveis produzirá efeitos ainda mais intensos nos doentes. Ou seja, os doentes são muito mais sensíveis do que os saudáveis em relação a qualquer coisa que altere as suas condições. Portanto, a compreensão dos corpos humanos em sua constituição saudável é fundamental para a compreensão do que ocorre no corpo dos doentes.

61 τὸ συμφέρον: "benéfico". Aquilo que é salutar e proveitoso para a constituição (φύσις) de um indivíduo. A noção de τὸ συμφέρον é central no pensamento do autor, tanto no trabalho dietético e médico propriamente dito, quanto na narrativa da descoberta da medicina. Conforme vimos no capítulo 3, a descoberta e o desenvolvimento da culinária e da medicina se devem principalmente à observação de que os mesmos alimentos não eram benéficos (συνέφερεν) da mesma forma para saudáveis e doentes. Ver Miller (1949, p.194-195) e Schiefsky (2005, p.210-211).

62 ἔστι γὰρ οἷσιν αὐτῶν συμφέρει μονοσιτεῖν: "Com efeito, há alguns aos quais é benéfico fazer uma única refeição ao dia...". O redator abre a discussão trazendo à luz aquilo que é benéfico (*phýsis*) e aquilo que é habitual (*éthos*). Ora, não é o desvio do hábito que causa efeitos prejudiciais, mas o desvio do que é benéfico. *Ergo*, o autor não simpatiza com a opinião de que o hábito é um fator importante por si só e pode realmente moldar a *phýsis* ao longo do tempo. Segundo Ducatillon (1977, p.121-145) e Littré (1840, p.314-320), essa teoria se assemelha ao *Sobre o regime nas enfermidades agudas*, visto que ambos os textos empregam os mesmos exemplos e argumentos similares. Littré chega a aventar a hipótese de o escritor dos dois tratados ser o mesmo. Entretanto, Schiefsky (2005, p.208-209)

Hipócrates

sustenta que o autor do *Sobre o regime nas enfermidades* estaria defendendo o contrário, ou seja, o hábito pode moldar a *phýsis*, como no caso dos fleumáticos apresentado em Hp.*Acut.* 34.

63 τὸ σῶμα καὶ τὴν γνώμην: "o corpo e o entendimento". Esta passagem, segundo Lan (1987, p.CXXXI), seria "uma das mais antigas formulações do dualismo corpo-alma, ainda que não seja utilizada aqui a palavra ψυχή".

64 διὰ τίνα αἰτίην: "por quais causas". Não é suficiente observar que algumas pessoas sofrem determinados efeitos em certas circunstâncias, conforme os exemplos do capítulo anterior. O médico precisa saber precisamente por que os efeitos ocorrem, apontando detalhadamente as causas envolvidas. No presente capítulo, as causas envolvem diferenças no tempo necessário para que os alimentos sejam assimilados (ἐπικρατήσῃ), que varia conforme a natureza ou constituição (φύσις) de cada indivíduo.

65 ἡ κοιλίη: "ventre" ou "barriga". Segundo Jouanna (1990, p.179), o termo κοιλίη não deve ser entendido como "estômago" ou "intestino". Não há indicações de que o papel desses órgãos na digestão era conhecido nos tratados hipocráticos em geral. A barriga ou ventre (κοιλίη) é representada aqui como uma espécie de cavidade na qual ocorre o processo de digestão.

66 πέσσουσι: "digerem". O verbo πέσσω, traduzido aqui como "eu digiro", poder ser traduzido também como "eu faço amadurecer" ou "eu cozinho". A concepção segundo a qual a digestão consiste em um tipo de cocção (πέψις) era comum na Antiguidade e está presente não apenas em outros tratados hipocráticos, mas também em diversos autores, como Aristóteles (*Meteorologia* IV, 381b6-9), Galeno (*Sobre a experiência médica*, XII), entre outros. Na passagem em tela, o autor menciona um tipo específico de cocção e um processo também associado à culinária, quando afirma que novos alimentos foram ingeridos enquanto a barriga ainda estava "em ebulição e fermentação" (ἐπὶ ζέουσάν τε καὶ ἐζυμωμένην). A capacidade de dominar (κρατεῖν) ou assimilar (ἐπικρατεῖν) os alimentos, que vem sendo utilizada desde o capítulo 3, é vista aqui no âmbito dos diversos processos de cocção que ocorrem no interior do organismo, mais especificamente no ventre ou na barriga (κοιλίη), que funcionaria como uma espécie de "panela", segundo a comparação de Jouanna. Assim, os procedimentos culinários servem como modelo para a

Sobre a medicina antiga

compreensão dos processos internos referentes à digestão. Para mais a esse respeito, ver Jouanna (1990, p.178) e Schiefsky (2005, p.216-217).

67 O texto do capítulo 11 explora uma proximidade analógica entre medicina e culinária. O método da medicina é similar à culinária, pois ambas eliminam alimentos muito fortes para a *phýsis* dos indivíduos. Analogamente, a digestão é semelhante ao cozimento, e a barriga (κοιλίη) funcionaria como uma "panela".

68 τοῦ καιροῦ: "justa medida" ou "momento oportuno". Conforme vimos em nota anterior, nos tratados hipocráticos o termo καιρός é utilizado tanto no sentido temporal, entendido como "instante preciso" ou "momento exato", quanto no sentido mais amplo de "justa medida", envolvendo também, além do tempo, a quantidade e a qualidade dos alimentos administrados – sentido em que parece ser empregado na ocorrência em tela.

69 πολλὰ δὲ εἴδεα κατ᾿ ἰητρικὴν ἐς τοσαύτην ἀκρίβειαν ἥκει: "muitos aspectos da medicina chegaram a uma tal precisão". Não há unanimidade sobre os aspectos (εἴδεα) da medicina aos quais o autor se refere aqui, se são os ramos ou áreas da medicina, os diversos procedimentos terapêuticos ou os diferentes aspectos dos alimentos e bebidas em relação à diversidade das constituições humanas.

Quanto à "precisão" (ἀκρίβεια), neste capítulo há uma defesa diante de um provável ataque desferido por algum adversário que considerava a *tékhnē* imprecisa (Roochnik, 1998, p.50-52). Levando isso em conta, o conceito de *tékhnē* subjacente no tratado *Sobre a medicina* pode ser assim resumido: (i) a arte conta com bons profissionais e resultados eficazes; (ii) ela não precisa, portanto, de uma *hypóthesis* vazia acerca de uma arte verdadeiramente existente; (iii) ela é uma experiência acumulada, com princípios e procedimentos minimamente organizados, envolvendo portanto tanto *empeiría* quanto *epistémē*; (iv) ela tem um campo determinado de investigação, mas ele não é rigidamente fixo ou invariável; (v) seu efeito é útil e proveitoso; (vi) ela é confiável, mas não infalível; (vii) ela é precisa, mas não "exata" como a matemática.

70 ὡς οὐκ ἐοῦσαν: "como se [a medicina] não fosse verdadeiramente [uma arte]". Enfatizamos aqui o uso copulativo-veritativo e não o existencial, pois não está em discussão propriamente a existência da

Hipócrates

medicina, mas o reconhecimento de seu estatuto enquanto ciência ou arte.

71 λογισμῷ... καὶ οὐκ ἀπὸ τύχης: "pelo raciocínio... e não por acaso".

72 ἔστω μοι ἄνθρωπος: "me dê [como exemplo] uma pessoa". Ao longo de todo o tratado, é digna de nota a preocupação do autor em oferecer vários exemplos facilmente compreensíveis pelo público leigo em apoio à sua exposição. Na passagem em questão, o autor elabora cuidadosamente uma espécie de situação imaginária ou experimento de pensamento com a finalidade de mostrar a inviabilidade de um tratamento com base nas hipóteses propostas pelos adversários. De acordo com o exemplo, uma pessoa de boa constituição adota uma dieta à base de alimentos crus e acaba adoecendo. Na perspectiva dos adversários, a terapia consistiria simplesmente em ministrar algo quente, frio, úmido ou seco, uma vez que a causa seria justamente um desses elementos, e a cura se daria pela ação da hipótese contrária. No entanto, o remédio adequado é a mudança imediata de dieta, com o abandono de alimentos crus em nome de alimentos preparados: pão em vez de trigo puro, carne assada em lugar de crua e vinho em lugar de água. De acordo com o autor, essas transformações dos alimentos e a sua subsequente assimilação pelo organismo envolvem processos complexos e irredutíveis à simples ação de fatores como o quente, o frio, o úmido e o seco, o que constitui uma dificuldade insolúvel para os adversários. Para mais a esse respeito, ver Lara Nava (1983, p.150) e Schiefsky (2005, p.223-224).

73 τῷ ὑπεναντίῳ προσήκει λῦσαι: "é adequado remover por meio do contrário". Formulação do princípio alopático, presente em outros tratados hipocráticos, segundo o qual a cura se dá pela ação de algo contrário ao que se manifesta nos sintomas.

74 τῷ ἐρωτηθέντι: "a quem for interrogado". Temos aqui mais uma "referência interna", ou seja, uma indicação do contexto de apresentação e circulação do texto, que envolveria provavelmente algum tipo de exposição oral na qual o expositor poderia ser interrogado pelo público. Ver, a esse respeito, Jouanna (1990, p.9-22; 1999, p.75-111; 2021a, p.39-53), Schiefsky (2005, p.226) e Cross (2018).

75 ὧν ἕκαστον ἰδίην δύναμιν καὶ φύσιν ἔχει: "cada um dos quais possui seu próprio poder e natureza". Cada uma das substâncias e os processos envolvidos na preparação dos alimentos, fogo e água no caso, tam-

Sobre a medicina antiga

bém possuem um poder (δύναμις) de ação e uma natureza (φύσις) específica. Segundo Schiefsky (2005, p.226-228), a associação entre φύσις e δύναμις reflete o caráter empírico da medicina defendido pelo autor. Conforme vimos na narrativa sobre o descobrimento da medicina, entre os capítulos 3 e 8, as diferentes constituições ou naturezas (φύσεις) são distinguidas umas das outras por meio da observação de suas capacidades ou forças (δυναμέις) de assimilar os alimentos. Ou seja, a δύναμις é a manifestação evidente da φύσις de uma coisa, seja ela um alimento, um indivíduo, um processo culinário ou mesmo um humor, conforme veremos adiante. A esse respeito, ver também Miller (1952).

76 διαφέρει ἐς τὸ σῶμα τοῦ ἀνθρώπου καθαρὸς ἄρτος ἢ συγκομιστός, ἢ ἀπτίστων πυρῶν ἢ ἐπτισμένων: "faz diferença para o corpo humano se o pão é feito com farinha refinada ou não refinada, com trigo joeirado ou não joeirado...". Dando continuidade ao capítulo anterior, o autor segue destacando a complexidade da culinária, mostrando que o pão, por exemplo, provoca diferentes efeitos nos seres humanos dependendo da matéria-prima utilizada (trigo ou cevada), do grau de pureza de seus constituintes, da forma como a massa é preparada e batida, do tempo de cocção e de inúmeros outros detalhes. Os termos καθαρός e συγκομιστός, traduzidos respectivamente como "refinado" e "não refinado", dizem respeito ao grau de trituração e peneiração do trigo. Os termos ἀπτίστων e ἐπτισμένων, traduzidos como "joeirado" e "não joeirado", indicam o processo por meio do qual se separa o trigo ou a cevada da casca e do joio. Cada um dos aspectos envolvidos nesses processos culinários abrange "grandes poderes" (δυνάμιες μεγάλαι), bem diferentes uns dos outros, capazes de provocar efeitos intensos nos corpos humanos. Os termos técnicos mencionados na passagem, assim como os processos envolvidos na preparação do pão em relação aos efeitos produzidos nos corpos, são frequentemente mencionados nos textos médicos, o que atesta sua importância na prática médica em geral. Ver Festugière (1948, p.46-47), Jouanna (1990, p.183) e Schiefsky (2005, p.235-236).

77 ὅστις δὲ ταῦτα οὐκ ἐπέσκεπται ἢ σκεπτόμενος οὐκ οἶδεν, πῶς ἄν τι οὗτος δύναιτο τῶν κατ᾽ ἄνθρωπον παθημάτων εἰδέναι: "mas como alguém que não examinou essas questões ou que, mesmo examinando-as, nada aprendeu, poderia conhecer algo acerca das afecções do ser humano?". Ou seja, a medicina deve articular observação e raciocínio para

Hipócrates

que se constitua enquanto arte. A passagem estabelece uma diferença entre "eu examino" (σκέπτομαι) e "eu sei" (οἶδα). A observação, por si só, nem sempre permite estabelecer as causas das afecções (παθήματα), sendo necessário recorrer ao raciocínio.

78 λογισμῷ προσήκοντι ζητήσαντες πρὸς τὴν τοῦ ἀνθρώπου φύσιν: "investigando mediante raciocínio apropriado direcionado à natureza do ser humano". A medicina defendida pelo autor se apoia não apenas em observação e experiência acumulada, mas também em um tipo de raciocínio (λογισμός) especializado, voltado especificamente para a natureza do ser humano (πρὸς τὴν τοῦ ἀνθρώπου φύσιν).

79 καὶ ᾠήθησαν ἀξίην τὴν τέχνην θεῷ προσθεῖναι, ὥσπερ καὶ νομίζεται: "a ponto de considerarem tal arte digna de ser atribuída a um deus, conforme se reconhece atualmente". No capítulo 3, o escritor enfatiza a origem humana da medicina por meio de uma laboriosa investigação e descoberta ao longo do tempo. No entanto, ele se mostra respeitoso com a crença de uma origem divina, uma atitude característica dos médicos que pode ser confirmada no introito do *Juramento* e pelos mais recentes estudos sobre a interface entre a religião grega e os hipocráticos (Eijk, 2005, p.45-73; Jouanna, 1992, p.259-297; Matsui; Marino, 2018, p.111-124).

80 ἰσχυρότατον δ᾽ ἐστὶ τοῦ μὲν γλυκέος τὸ γλυκύτατον, τοῦ δὲ πικροῦ τὸ πικρότατον, τοῦ δὲ ὀξέος τὸ ὀξύτατον, ἑκάστου δὲ πάντων τῶν ἐνεόντων ἡ ἀκμή: "o mais forte do doce é o dulcíssimo, do amargo o amarguíssimo, do ácido o acérrimo, e, de cada uma das coisas presentes, o seu grau máximo". A força de um alimento, entendida como a capacidade de provocar um efeito intenso, está ligada ao grau de concentração das qualidades nele presentes. Assim, dentre os doces, o alimento mais doce é aquele com maior capacidade de gerar os efeitos mais fortes. Segundo Schiefsky (2005, p.239-240), a afirmação do autor se apoia na observação, pois procura relacionar qualidades das comidas conforme percebidas pelos sentidos com suas capacidades de gerar efeitos danosos no interior dos seres humanos.

81 ἔνι γὰρ ἐν ἀνθρώπῳ καὶ ἁλμυρὸν καὶ πικρὸν καὶ γλυκὺ καὶ ὀξὺ καὶ στρυφνὸν καὶ πλαδαρὸν καὶ ἄλλα μυρία παντοίας δυνάμιας ἔχοντα πλῆθός τε καὶ ἰσχύν: "com efeito, no ser humano também estão presentes o salgado, o amargo, o doce, o ácido, o adstringente, o insípido e inúmeras outras coisas dotadas de poderes distintos em quantidade e força". Os pioneiros da medicina antiga já sabiam que as hipóteses propostas pelos

94

Sobre a medicina antiga

adversários, quais sejam, calor, frio, úmido e seco, não exercem papel relevante na fisiologia humana. Na verdade, o mais importante são certas qualidades como salgado, amargo, doce, ácido, adstringente, insípido, entre muitas outras. Eles observaram (ἑώρων) que tais qualidades, "que possuem poderes distintos em quantidade e força" (μυρία παντοίας δυνάμιας ἔχοντα πλῆθός τε καὶ ἰσχύν), estão presentes tanto nos alimentos quanto na constituição do corpo humano.

82 ταῦτα μὲν μεμιγμένα καὶ κεκρημένα ἀλλήλοισιν οὔτε φανερά ἐστιν οὔτε λυπεῖ τὸν ἄνθρωπον: "essas coisas, quando misturadas e combinadas umas com as outras, não se manifestam nem causam dor ao ser humano". Ou seja, quando certas qualidades dos alimentos, como o amargo, o doce, o salgado etc. se encontram bem misturadas e combinadas (μεμιγμένα καὶ κεκρημένα) umas com as outras, não se tornam manifestas (φανερά) nem causam dores e danos aos seres humanos. Porém, quando uma delas se separa (ἀποκριθῇ) e permanece isolada em si mesma (αὐτὸ ἐφ' ἑωυτοῦ), torna-se manifesta e começa a gerar complicações.

83 ταῦτα μὲν μεμιγμένα καὶ κεκρημένα ἀλλήλοισιν οὔτε φανερά ἐστιν οὔτε λυπεῖ τὸν ἄνθρωπον· ὅταν δέ τι τούτων ἀποκριθῇ καὶ αὐτὸ ἐφ' ἑωυτοῦ γένηται, τότε καὶ φανερόν ἐστι καὶ λυπεῖ τὸν ἄνθρωπον: "Essas coisas, quando misturadas e combinadas umas com as outras, não se manifestam nem causam dor ao ser humano. Mas, quando alguma delas se separa e permanece isolada em si mesma, torna-se manifesta e provoca dor ao ser humano". Os capítulos 14 e 18 nos apresentam o conceito de saúde e de doença. Saúde é, portanto, a mistura (*krêsis*) e a cocção (*pépsis*) dos humores e a doença é a falta delas. A *kóryza*, por exemplo, é causada pela acidez e pela falta de mistura entre os humores; ela cessa apenas quando os humores sofrem cocção e mistura. Esse conceito parece se aproximar de Alcméon de Crotona, que afirmava: τὴν δὲ ὑγείαν τὴν σύμμετρον τῶν ποιῶν κρᾶσιν, "[...] enquanto a saúde é a mistura proporcional das qualidades," (texto de LM Alcmeão, D 30, que corresponde ao DK 24 B4 com modificações significativas). Todavia, o fragmento coletado pelo pseudo-Plutarco parece ter sofrido contaminação por causa do emprego de vários vocábulos anacrônicos e uma provável confusão entre o filósofo e o seu homônimo, cujos descendentes ajudaram a restaurar a democracia ateniense. Ademais, como nota Jouanna (1990, p.58), o tratado reduz consideravelmente o papel do quente, do frio, do seco e do

95

Hipócrates

úmido na produção das doenças, enquanto a doxografia de Alcméon o enfatiza. Sob outra perspectiva, há proximidades entre o *Sobre a medicina antiga* e a teoria de Anaxágoras. Vlastos (1995b, p.312-318) identificou a semelhança lexical e semântica entre ambos no emprego de *memigména* e acerca das substâncias que são invisíveis quando misturadas. Em contrapartida, Jouanna (1990, p.58-60) e Schiefsky (2005, p.49-50) advogam pela fragilidade dessa proximidade, porque as comparações sobre o vocabulário de mistura e separação são pouco significativas, visto que podemos encontrar esse mesmo vocabulário em Empédocles, que é adversário do autor. Além disso, a teoria de Anaxágoras acerca da mente que domina e organiza o mundo é estranha à medicina antiga.

84 χυμοῦ ἀκρήτου τε καὶ διαφέροντος: "de um humor puro e predominante". O termo χυμός pode ser traduzido como "sumo" ou "suco", entendido como uma substância líquida presente nos seres vivos em geral, e também como "sabor" ou "gosto", sentido que parece ser empregado aqui, uma vez que o autor menciona alimentos que não possuem odores ou sabores fortes. Ao longo dos próximos capítulos, no entanto, o termo χυμός vai adquirindo o sentido mais técnico de humor, entendido como um tipo de fluido caracterizado por um sabor ou cheiro específico conforme percebido externamente pelos sentidos. No interior do corpo, no entanto, um humor é identificado apenas indiretamente por sua δύναμις, isto é, pela sua capacidade de provocar determinados efeitos.

85 ἀπόκρισις τῶν ἀμφὶ τὸ σῶμα δυναμίων: "separação dos poderes dentro do corpo".

86 Ἀπορέω – forma jônica de *aporáō*. O vocábulo pode denotar "estar perdido", "estar em dúvida", "estar confuso", "iniciar uma pergunta", "levantar uma dificuldade", "ser deixado em falta", "fracassar", "estar sem meios ou recursos", "estar perplexo".

87 αὐτό τι ἐφ' ἑωυτοῦ θερμὸν ἢ ψυχρὸν ἢ ξηρὸν ἢ ὑγρὸν μηδενὶ ἄλλῳ εἴδει κοινωνέον: "algo que seja em si e por si mesmo quente, ou frio, ou seco, ou úmido, sem compartilhar de algum outro aspecto". Ou seja, não existe comida que seja puramente quente, fria, úmida ou seca, sem possuir simultaneamente outras propriedades como insipidez, adstringência, acidez e assim por diante. São essas qualidades, portanto, que determinam efetivamente os efeitos dos alimentos nos corpos, enquanto calor, frio, seco e úmido exercem papel menos

Sobre a medicina antiga

relevante. A passagem em tela foi objeto de muitos estudos por causa das possíveis relações com o pensamento de Anaxágoras e, principalmente, de Platão. De fato, a ideia de pureza ou isolamento veiculada na presente passagem se assemelha ao que é dito por Anaxágoras no fr. 6, quando ele afirma que não há nada que possa "ser separado" (χωρισθῆναι) e permanecer isolado "por si mesmo" (ἐφ᾿ ἑαυτοῦ), uma vez que "todas as coisas compartilham parte do todo" (πάντα παντὸς μοῖραν μετέχει) e estão "todas juntas" (πάντα ὁμοῦ), claro que com exceção da "mente" (νοῦς). Com base na semelhança entre os termos empregados, Vlastos (1995a, p.115) sugeriu que o autor do tratado poderia ter lido alguns textos médicos ou fisiológicos de Anaxágoras ou foi influenciado por alguém que os leu. Longrigg (1963, p.167), por outro lado, vai na direção inversa e conclui não apenas que Anaxágoras está em débito para com o autor de *Sobre a medicina antiga*, mas que toda a filosofia teria sido influenciada pela medicina da época. Mas é em relação a Platão que a presente passagem recebeu mais atenção por parte dos estudiosos. Salta à vista de qualquer leitor familiarizado com os textos platônicos a ocorrência de expressões técnicas ligada à Teoria das Formas em uma passagem tão curta, como "em si mesmo por si mesmo" (αὐτό ἐφ᾿ ἑωυτοῦ), "participação" ou "comunhão" (κοινωνία) e, obviamente, "forma" (εἶδος). De acordo com Taylor (1911, p.215), os termos em questão não seriam invenção de Platão e já eram empregados anteriormente em sentido técnico na medicina do século V a.C. Festugière (1948, p.47-53), ao seu turno, sustenta que os termos eram de uso comum no século V a.C., não fazendo parte de nenhuma terminologia técnica específica. Diller (1952), por outro lado, defende que a presença de tal terminologia pressupõe o conhecimento dos textos platônicos, que seriam portanto anteriores à composição do tratado *Sobre a medicina antiga*. Porém, não há nada no tratado sugerindo que as coisas sensíveis particulares possuem suas características em virtude da participação em uma Forma imaterial separada das sensíveis, o que caracteriza a Teoria das Formas propriamente dita. Assim, é mais frutífero relacionar os termos empregados na presente passagem com outras ocorrências nos próprios textos hipocráticos. A fórmula αὐτό ἐφ᾿ ἑωυτοῦ e a forma análoga αὐτὸ καθ᾿ αὐτό, segundo Schiefsky (2005, p.258), ocorrem cerca de vinte vezes no corpus, sempre expressando ausên-

Hipócrates

cia de qualificações ou relações especificadas nos contextos. O termo εἶδος, por sua vez, é empregado nos textos hipocráticos em um sentido classificatório, indicando simplesmente "tipos", "classes" ou "variedades" caracterizadas por uma forma ou aparência específica, conforme mostra o estudo de Gillespie (1912, p.186-190).

A noção de κοινωνία, por fim, também é comumente empregada em outros tratados do corpus, expressando a ideia de conexão ou participação mútua entre diferentes partes do corpo, ou de uma comida que "toma parte" ou "está em comunhão" com um determinado humor. Para uma discussão mais pormenorizada sobre os termos em questão e as relações com Anaxágoras e Platão, remetemos o leitor aos comentários detalhados de Festugière (1948, p.46-47), Jouanna (1990, p.183) e Schiefsky (2005, p.235-236).

88 οὐ μοῦνον ἐν ἀνθρώπῳ, ἀλλὰ καὶ ἐν σκύτει καὶ ἐν ξύλῳ καὶ ἐν ἄλλοις πολλοῖς, ἅ ἐστιν ἀνθρώπου ἀναισθητότερα: "não apenas no ser humano, mas também no couro, na madeira e também em outras coisas menos sensíveis do que o ser humano". O apelo à observação, conforme já vimos, é constante ao longo do tratado. O efeito de propriedades como insipidez e adstringência pode ser observado fora do organismo, em "coisas menos sensíveis" (ἀναισθητότερα), como no couro ou na madeira. Conforme veremos mais adiante no capítulo 22, o autor enfatiza que é preciso observar atentamente o que acontece fora do corpo para obter uma compreensão adequada dos processos fisiológicos internos. Segundo Schiefsky (2005, p.265), o termo σκῦτος se refere mais especificamente ao couro tratado e curtido, o que sugere referência aos processos envolvidos na arte da alcaçaria ou curtume. O termo ξύλον, por sua vez, traduzido normalmente como "madeira", parece levar em conta a arte da carpintaria. Ambas as artes fornecem evidências observacionais dos efeitos provocados por determinadas substâncias em materiais de origem orgânica. Além disso, a menção a duas artes que gozam de amplo reconhecimento social exerce um forte efeito persuasivo no público em favor da posição defendida pelo autor.

89 ἐπιχριόμενά τε καὶ προσπλασσόμενα: "unguentos e emplastros". Os nomes para os medicamentos respectivamente são ἄλειφα (unguentos) e ἔμπλαστρον (emplastros), os quais possuíam os seguintes verbos de aplicação: χρίω, διαχρίω, ἀποχρίω, ἐπιχρίω, ἀποσμήχω, ἐγχρίω, ἀλείφω, ἀναλείφω, ἐπαλείφω, διαλείφω, ἐμπλάσσω, ἐπιδέω, προσπλάσσω. Estabele-

Sobre a medicina antiga

cido o vocabulário hipocrático, nota-se que o presente tratado define sua taxionomia seguindo uma antiga divisão de administração dos medicamentos: a boca e a pele (Totelin, 2018b, p.208-209). Nas palavras do autor, as bebidas e os alimentos (adstringentes, insípidos etc.) possuem grande poder na parte interna do corpo humano; de forma similar, os unguentos e emplastros (adstringentes, insípidos etc.) possuem poder na parte externa. Ademais, a expressão "ἐπιχριόμενά τε καὶ προσπλασσόμενα" parece redutora quando consideramos que as cataplasmas (κατάπλασμα, ἐπίπλασμα) e as pomadas (ἔπαστον, ἐπίπαστον, παράπαστον) também faziam parte das aplicações externas, mas seu propósito parece ser retórico, ao estabelecer um paralelo simétrico com "ἐσθιόμενα καὶ πινόμενα".

90 δυναστεύειν: "prevalecer". O verbo δυναστεύειν, que também pode ser traduzido como "exercer poder soberano", revela uma metáfora política segundo a qual o frio e o calor se enfrentam como forças militares opostas, e é reforçada logo adiante no mesmo capítulo mediante o uso de outros termos utilizados nos mesmos contextos. De fato, no instante crítico (τῷ καιρῷ), quando o frio ataca (ἐπιγένηται) o ser humano, rapidamente (διὰ τάχεος) o calor se apresenta (πάρεστιν) em primeira linha (πρῶτον), sem precisar de socorro ou reforço (βοήθεια) adicional ou preparativos (παρασκευή). A reação do calor ao frio, e vice-versa, é caracterizada em termos de um exército defensor que se apressa para combater um ataque inimigo. Ver, a esse respeito, Jouanna (1990, p.190-191) e Schiefsky (2005, p.267-273).

91 ψυχρότητα δ' ἐγὼ καὶ θερμότητα πασέων ἥκιστα τῶν δυναμίων νομίζω δυναστεύειν ἐν τῷ σώματι διὰ τάσδε τὰς αἰτίας: "Mas eu considero que, de todos os poderes, o frio e o calor são os que menos prevalecem no corpo, pelas seguintes causas". A noção de que o calor e o frio se mantêm em equilíbrio dinâmico é uma característica tanto do pensamento cosmológico como do médico (Betegh, 2020, p.35-60). A alteração sazonal entre quente e frio, úmido e seco é fundamental para a cosmologia de Anaximandro (LM Anaximandro, D7). Essa variação sazonal torna-se a base de um sistema médico complexo em textos como *Sobre a natureza do homem* (Hp.*Nat.Hom.* 7) e *Sobre o regime* (Hp.*Vict.* 3-4). Contudo, o autor do *Sobre a medicina antiga* argumenta que a relação dinâmica entre quente e frio,

Hipócrates

quando aplicada ao corpo humano, não é um fator determinante na produção da saúde e da doença.

92 κρῆσις καὶ μετριότης: "combinação e moderação". O frio (ψυχρότης) e o calor (θερμότης) também são reconhecidos como poderes (δυναμέις), mas não são considerados relevantes para a medicina, conforme pensavam os adversários. Enquanto poderes, o quente e o frio estão sujeitos aos mesmos processos de combinação (κρῆσις) e separação (ἀπόκρισις) apresentados anteriormente no capítulo 14. Em geral, quando se encontram combinados, eles não geram danos. As dores e os efeitos negativos surgem quando o frio e o calor se separam e um deles se torna dominante. No entanto, eles também tendem a se anular mutuamente de forma espontânea tão logo um deles se torne proeminente. Nesse sentido, não há necessidade de grandes cuidados ou procedimentos médicos mais elaborados.

93 οὐδεμιῆς βοηθείης οὐδὲ παρασκευῆς δεόμενον: "sem nenhuma necessidade de ajuda nem de preparação". Os capítulos 16-18 empregam a linguagem militar e, consequentemente, uma metáfora bélica contra a doença que não é estranha à literatura médica antiga e contemporânea. Segundo o autor, o calor e o frio não possuem poder de causar doença enquanto estiverem misturados, porém, se eles se separarem, então causarão dano. Quando o frio "ataca" (ἐπιγένηται), rapidamente (τάχεος) o calor se "apresenta" (πάρεστιν) sem o "reforço da tropa" (βοηθείης) dos médicos nem "preparativos" (παρασκευῆς) para tratamento. Assim, uma força pode enfrentar rapidamente a oposta (τάχεος οὕτω παραγίνεται τὸ ἐναντιώτατόν). Em casos de febre (c. 17), o calor está presente como auxiliar (ἡγεύμενον καὶ παροξυνόμενον), submetido ao seu líder, tendo força de acordo com a força do fator principal e aumentando e tornando-se mais forte junto com ele. Ademais (c. 18), há casos em que uma coriza pode ser causada apenas pela intervenção do frio ou do calor, então o fim da guerra (ἀπαλλαγή) ocorrerá da mesma forma, a saber, o seu oposto se apresenta rapidamente (ταχέως παραγίνεται) e não há necessidade de cocção. Pode-se, por fim, inferir que existe uma guerra entre os humores opostos dentro do corpo humano; nessa batalha, o médico é o reforço e os medicamentos são preparativos.

94 οἱ πυρεταίνοντες: "as pessoas que têm febre". Em geral, no CH, a febre era um estado sintomático pluriforme ou uma enfermidade, diferentemente da sua acepção contemporânea, *qua* uma elevação da

Sobre a medicina antiga

temperatura corporal, acompanhada de sensação de frio e dores nas juntas. A febre foi definida como o aquecimento do corpo inteiro por causa do aquecimento da bile e da fleuma (Hp.*Morb.* I.23). Ela foi classificada no tratado *Epidemias* (Hp.*Epid.* I.2.5.) em contínua (*synechḗs*), ardente (*kausṓdēs*), diurna (*hēmerinós*), noturna (*nykterinós*), semiterçã (*hēmitritaîos*), terçã estrita (*tritaîos akribḗs*), quartã (*tetartaîos*) ou errática (*plánēs*). A taxionomia do *Sobre a natureza do homem* (Hp. *Nat.Hom.* 15) a resume em quatro categorias: contínua (*sýnokhos*), cotidiana (*amphēmerinós*), terçã (*tritaîos*) e quartã (*tetartaîos*). O *Prognóstico* (Hp.*Prog.* 20) acrescenta que a *pirexia* apresenta sua *krísis* conforme o número de dias, nos quais a enfermidade pode melhorar ou piorar.

95 τοῖσι καύσοισί: "*causus*". Menções explícitas aos nomes das doenças são raras no tratado. Conforme o léxico LSJ, καῦσος refere-se ao "*causus*, isto é, febre biliosa remitente (a febre endêmica do Levante)". Segundo Jones (1946, p.45), que traduz a expressão como "febres ardentes", a doença em questão "era quase certamente uma forma de malária remitente". Segundo Schiefsky (2005, p.274), que traduz a expressão pelo termo latino *causus*, trata-se de uma condição bem difícil de identificar, caracterizada por febres fortes e periódicas.

96 καύσοισί τε καὶ περιπνευμονίῃσι: "febre remitente biliosa, pneumonia". A febre *kaûsos*, segundo Grmek (1983, p.416-420), não possui um equivalente na conceitualização nosológica moderna, portanto uma tradução exata é muito complicada. Frequentemente, traduz-se por "ardente" (LSJ). No CH, *kaûsos* não é um sintoma, mas uma realidade nosológica, uma síndrome com etiologia múltipla que possui uma unidade em um mecanismo patogênico comum. Ela possui sintomas como insônia, sede intensa, estado passageiro de confusão mental, dejetos biliosos, ventres desarranjados, extremidades do corpo gélidas; nesse caso a febre se manifesta de forma contínua ou remitente (Hp.*Epid.* I.9). Por outro lado, a *peripneumonía* designa a inflamação pulmonar que corresponde à nossa atual pneumonia (Grmek, 1983, p.19-20). No capítulo 19, o autor do *Sobre a medicina antiga* assevera que a *peripneumonía* ocorre por causa de fluxos que vão para a garganta.

97 ἰσχυροῖσι νοσήμασι: "enfermidades graves". A menção da febre no final do capítulo 16 leva a uma objeção: em doenças graves a febre persiste

101

Hipócrates

por muito tempo, logo o calor não é rapidamente combatido pelo frio. O autor afirma que isto é uma evidência de que o calor não é a única causa da febre, visto que outros fatores como o amargo ou o ácido estão sempre presentes, e se um deles é a verdadeira causa, o poder do quente e do frio na doença é subordinado ao poder da causa principal.

98 μέγιστον τεκμήριον: "maior evidência". Ao que parece, trata-se de uma expressão formular utilizada em contextos jurídicos por oradores e sofistas na segunda metade do século V a.C. O termo τεκμήριον não deve ser entendido aqui como prova no sentido lógico, mas como uma espécie de sinal ou indício, isto é, como um fenômeno publicamente observável que funciona como evidência para o caso em questão.

99 ἐπὶ τῶνδε τῶν σημείων: "a partir dos seguintes indícios". O termo σημεῖον pode ser traduzido como "marca", entendida como um sinal ou traço por meio do qual uma coisa é conhecida, e também como "signo", "indício", "exemplo" ou mesmo "sintoma". No presente capítulo, refere-se a sintomas físicos externos diretamente observáveis, considerados mais evidentes (φανερώτερα) e experimentados por todos (πάντες ἔμπειροι), que são tomados como ponto de partida para a determinação das causas internas que não são diretamente observáveis. Ver, a esse respeito, Schiefsky (2005, p.277).

100 κόρυζα: termo que denota tanto a gripe comum, quanto um humor que flui do nariz e o próprio fluxo (Gal.*Symt.caus.* I.4.2. VII.107K). Fala-se *kóryza* quando a fleuma do cérebro flui nas narinas; quando ela passa pela garganta, então se denomina *katárroos*. Todavia, quando a fleuma se aloja na traqueia, manifestava-se *bránkhos*, isto é, uma gripe com laringite e bronquite. Então, *kóryza* pode ser acompanhada de complicações nos olhos, nos ouvidos, nos pulmões (Hp.*VM* 19) e na garganta (Hp.*Aer.* 10). O autor cita esse estado morboso a fim de ilustrar seu modelo de crise, mistura e cocção, pois o calor e a inflamação no nariz cessam apenas quando a descarga se torna mais espessa e misturada (*pépon*). Nos casos de *kóryza* que são causados por acidez e pela falta de mistura de humores, ela é curada apenas quando os humores sofrem cocção (*pépsis*) e mistura (*krêsis*).

101 τὸ καῦμα: "calor abrasador" ou "ardor".

102 πέπον: "cozido". A noção veiculada pelo substantivo πέψις, que pode ser traduzido como "cocção", "digestão" ou "amadurecimento", exerce um importante papel nas concepções químicas e fisiológicas

Sobre a medicina antiga

da Antiguidade. Uma das caracterizações mais pormenorizadas se encontra no livro IV da *Meteorologia* (381b6-20), atribuído a Aristóteles, no qual πέψις é definida como uma "consumação" ou "perfeição" (τελείωσις) produzida pelo "pelo calor próprio e interno" (ὑπὸ τοῦ φυσικοῦ καὶ οἰκείου θερμοῦ), possuindo três tipos básicos, quais sejam: "maturação" (πέπανσις), "ebulição" (ἕψησις) e "assamento" (ὄπτησις). Nos tratados hipocráticos, são empregadas geralmente formas verbais de πέσσω, na maioria das vezes no sentido de "eu digiro" ou "eu faço digestão", conforme vimos anteriormente no capítulo 11. Mas a noção de πέψις, conforme vemos aqui, não se restringe aos processos digestivos, abarcando todos os humores e fluxos presentes nos organismos. Nesse sentido, a noção de cocção ou πέψις exerce um importante papel na combinação (κρῆσις) e na moderação dos humores, conforme tornaremos a ver no próximo capítulo.

103 πεφθέντα καὶ κρηθέντα: "quando sofrem cocção e são misturadas". Todos os distúrbios gerados pela separação e falta de mistura de humores acres e fortes são debelados pela ação da cocção.

104 λήμη: "reuma" ou "remela". Secreção de humores de cor amarela, endurecida pela ação da cocção, que se acumula ao redor dos olhos. As remelas ou reumas surgem no estágio final de um processo de inflamação (φλογμὸς) dos olhos produzido pelo acúmulo de fluxos (τὰ ῥεύματα) possuidores de "acridades fortes de todos os tipos" (ἰσχυρὰς καὶ παντοίας δριμύτητας). Quando os fluxos sofrem cocção, eles se tornam mais espessos (παχύτερα) e se solidificam, formando as reumas ou remelas, e encerrando o quadro inflamatório.

105 τὸ δὲ πεφθῆναι γίνεται ἐκ τοῦ μιχθῆναι καὶ κρηθῆναι ἀλλήλοισι καὶ συνεψηθῆναι: "a cocção é resultado da mistura e da combinação dos fluxos entre si, bem como da fervura em comum". Temos aqui uma espécie de definição da noção de cocção (πέψις), entendida como a ação de combinar (κρηθῆναι) e misturar (μιχθῆναι) os humores entre si mediante aquecimento ou, mais especificamente, fervura em conjunto (συνεψηθῆναι) produzida pelo calor interno, até que se encontrem em perfeito estado de combinação (κρῆσις), estado este responsável pela condição saudável. Ver, a esse respeito, Jouanna (1990, p.200), Vegetti (1965, p.152) e Schiefsky (2005, p.285-286).

106 βράγχοι: "rouquidões". O termo βράγχος envolve tanto a rouquidão em si quanto irritações na garganta que causam rouquidão.

103

Hipócrates

107 συνάγχαι: "dores de garganta", "inflamações na garganta" ou mais simplesmente "amigdalites". Uma opção menos usual é "angina na garganta".

108 ἐρυσιπέλατά: "erisipela". O contexto indica que a região afetada aqui são os pulmões, e não a pele, local onde ocorre o processo infeccioso atualmente denominado erisipela.

109 περιπνευμονίαι: "pneumonias". O termo já apareceu anteriormente, em 17.2.

110 βράγχοι [...] συνάγχαι, ἐρυσιπέλατά τε καὶ περιπνευμονίαι: "rouquidão, a amigdalite/dor de garganta, a erisipela e a pneumonia...". O autor continua o desenvolvimento da argumentação do capítulo anterior em apoio à afirmação de que o calor e o frio não são fundamentais para se compreender as causas das doenças. Ele parte do fluxo nos olhos (acompanhado de ulceração das pálpebras, dor, queimação e inflamação) para advogar que esses sintomas só desaparecerão quando o fluxo sofrer a cocção. Ele toma outro exemplo, o fluxo na garganta, que provoca graves problemas na traqueia e nos pulmões. Novamente, *bránkhos* é a fleuma na traqueia, gerando uma gripe com laringite e bronquite; *synánkhē* é a inflamação na garganta acompanhada de dificuldade respiratória como nas atuais amigdalites (Hp.*Morb.* 2.9); *erysípelas* não possui o mesmo significado que tem na medicina moderna, visto que ela designa uma afecção causada por um ressecamento excessivo no pulmão (Hp.*Morb.* 1.18); *peripneumonía* é similar ao que atualmente conhecemos como pneumonia.

111 ὅταν δὲ παχύτερα καὶ πεπαίτερα γένηται καὶ πάσης δριμύτητος ἀπηλλαγμένα, τότε ἤδη καὶ οἱ πυρετοὶ παύονται καὶ τἄλλα τὰ λυπέοντα τὸν ἄνθρωπον: "quando se tornam mais grossos, mais cozidos e livres de toda acridez, cessam então nesse momento as febres e os outros males que afligem o ser humano". Ou seja, os distúrbios e doenças mencionados anteriormente são resultado da separação e da falta de combinação e mistura dos fluxos. Quando os fluxos sofrem ação da cocção e se tornam mais espessos e misturados, diluindo a concentração das acridades fortes, a saúde é restabelecida.

112 χολὴν ξανθὴν: "bílis amarela". Esse humor é descrito em *Sobre a natureza do homem* (Hp.*Nat.Hom.* 7) como seco e quente, cujo domínio ocorre principalmente no verão; aqui ele é considerado um fluxo amargo. Os enfermos poderiam ficar livres da bile amarela pela cocção e pela mistura desse humor ou por uma evacuação, seja espontânea ou provocada por um remédio. Ademais, o autor pontua

Sobre a medicina antiga

que evacuação deve ocorrer na medida certa e na hora certa. Alguns textos hipocráticos distinguem a bílis amarela da bílis negra.

113 ἐν καιρῷ: "no momento crítico".

114 ἄπεπτα καὶ ἄκρητα: "sem cocção e sem combinação".

115 διὸ καὶ κρίσιες καὶ ἀριθμοὶ τῶν χρόνων ἐν τοῖσι τοιούτοισι μέγα δύνανται: "por isso as crises e a contagem do tempo são de grande importância em tais casos". A noção de κρίσις, termo que tem o sentido geral de "julgamento" ou "decisão", exerce um importante papel na medicina hipocrática, designando a "determinação de uma enfermidade" a partir de seu "momento crítico". Cada doença é caracterizada por uma progressão em direção a uma "crise" (κρίσις), tomada como um ponto decisivo em relação ao seu desenvolvimento posterior. Esse progresso é caracterizado por alternâncias periódicas de febres e outros sintomas que fornecem ao médico critérios para a determinação do momento decisivo, em que a presença ou não da cocção determinará a recuperação, o agravamento do quadro ou a morte do paciente.

116 σοφισταί: "sofistas". O termo σοφιστής ainda não possui aqui o sentido pejorativo que adquiriu depois de Platão e Aristóteles, isto é, designando o professor itinerante que promete ensinar sabedoria mediante pagamento. Trata-se simplesmente do "sábio", em sua designação antiga e consagrada, entendido como "especialista" ou "estudioso", ou seja, alguém com conhecimento intelectual publicamente reconhecido em alguma área. Para Vegetti (1965, p.164), que traduz a palavra como "filósofo", σοφιστής se refere aqui ao φυσιόλογος, ou seja, ao filósofo da natureza, termo utilizado por Diógenes de Apolônia para se referir aos filósofos da Jônia. De fato, a referência direta a Empédocles, juntamente com a afirmação de que o discurso deles se encaminha "para a filosofia" (ἐς φιλοσοφίην), assim como o contraste em relação a "alguns médicos" (τινες ἰητροὶ), reforça a ideia de que se trata de uma referência aos pensadores posteriormente conhecidos como filósofos da natureza ou φυσικοί e aos médicos que seguem a mesma tendência, tomados como adversários desde o início do tratado. Nesse contexto, tendo em vista a concepção de medicina defendida pelo autor, em que o médico não depende da filosofia, e também sua invectiva contra quem defende o contrário, o termo σοφιστής assume conotações depreciativas (embora radicalmente diferentes daquelas que adquire após Platão), uma vez que diz respeito justamente a alguém que defende algo a que o autor do

105

Hipócrates

tratado se opõe. Ver, a esse respeito, Festugière (1948, p.55-56), Jouanna (1990, p.206) e Schiefsky (2005, p.299).

117 ἐς φιλοσοφίην: "para a filosofia". Ao afirmar que o discurso dos adversários apresenta uma tendência ou se encaminha (τείνει) para a filosofia, o autor estabelece uma clara e forte linha de demarcação entre a prática da medicina e o conhecimento puramente teórico sobre a φύσις desenvolvido por Empédocles e outros filósofos, considerado irrelevante para o médico. Segundo Jouanna (1990, p.207), trata-se provavelmente do registro mais antigo do substantivo φιλοσοφίη, possuindo já um sentido técnico de saber especulativo e pressupondo um método, e não o sentido geral de "amor à sabedoria". Ver também, a esse respeito, Festugière (1948, p.56-58) e Schiefsky (2005, p.300-302).

118 καθάπερ Ἐμπεδοκλῆς: "assim como Empédocles". Empédocles de Agrigento (c. 490-430 a.C.) era reconhecido como médico e como mágico. Os fragmentos que foram legados provêm de dois poemas filosóficos intitulados *Perì phýseōs* (Sobre a natureza) e *Katharmoí* (Purificações). Nessa primeira obra, ele abordava a origem do cosmos por meio de quatro raízes (terra, fogo, água e ar) unidas e separadas pelo Amor e pela Discórdia. Essas raízes combinam-se gerando a natureza, os animais e os seres humanos. O interesse de Empédocles pelos seres humanos é evidenciado em sua cosmologia e em sua discussão dos princípios do sistema, o que o levou a desenvolver teorias sobre a reprodução, a digestão, a percepção e o pensamento. Os fragmentos completos de Empédocles são discutidos por McKirahan (2013, p.387-482) e por Kirk, Raven e Schofield (1994, p.293-338). Cumpre enfatizar que são raras nos tratados hipocráticos as menções explícitas a outros médicos e pensadores. Segundo Schiefsky (2005, p.300-302), a referência a Empédocles se explica por duas razões. Em primeiro lugar, pela preocupação com antropogonia e embriologia demonstrada em vários de seus fragmentos. Em segundo lugar, por ter identificado os elementos terra, ar, fogo e água como os princípios de todas as coisas, ilustrando assim a posição dos adversários. Ver também Festugière (1948, p.58-60) e Schiefsky (2005, p.300-302).

119 τῇ γραφικῇ: "a arte da pintura". Não há consenso se o termo se refere à arte da pintura propriamente dita ou à literatura. Ao afirmar que as coisas ditas ou escritas pelos adversários sobre a natureza (περὶ φύσιος) estão mais para literatura ou pintura do que para a medicina,

Sobre a medicina antiga

o autor procura enfatizar que elas em nada contribuem para a prática efetiva da medicina. A identificação com a pintura é sugerida pela possível alusão ao fr. 23 de Empédocles, no qual o filósofo compara a formação do universo a partir de quatro elementos com o trabalho do pintor capaz de reproduzir muitas coisas com um número reduzido de cores. Alguns estudiosos, por outro lado, identificam o termo com a arte da literatura, com base na associação feita por Leucipo entre a composição do universo a partir de átomos e a formação de palavras a partir das letras do alfabeto. Ver, a esse respeito, Vegetti (1965, p.156) e Schiefsky (2005, p.306-310).

120 νομίζω δὲ περὶ φύσιος γνῶναί τι σαφὲς οὐδαμόθεν ἄλλοθεν εἶναι ἢ ἐξ ἰητρικῆς: "considero que não é possível obter algum conhecimento preciso sobre a natureza a partir de outra fonte que não a medicina". Ou seja, um conhecimento preciso (σαφὲς) sobre a natureza (φύσις) humana, isto é, sobre "o que é o ser humano, quais são as causas de sua geração" (ἄνθρωπος τί ἐστιν καὶ δι' οἵας αἰτίας γίνεται), apenas poderá ser obtido a partir de um conhecimento prévio e completo da medicina. Isso deve ser feito com base em uma compreensão da natureza (φύσις) humana "em relação" (πρὸς) aos alimentos consumidos, bebidas e outros componentes do regime, e não a partir de sua origem "desde o princípio" (ἐξ ἀρχῆς) a partir de um número restrito de constituintes. Porém, esse conhecimento com base na experiência médica se restringe à natureza humana, não abarcando a cosmologia e a "meteorologia", conforme já vimos na conclusão do capítulo I – quando se afirma que, nesse campo, não há algo em relação ao qual (πρὸς ὅ τι) se possa fazer referência para saber com certeza (τὸ σαφές).

121 τὴν ἱστορίην: "a investigação". O termo ἱστορία, que pode ser traduzido como "pesquisa" ou "investigação" em geral, e também como "ciência" ou "conhecimento" (entendido como o corpo de conhecimentos resultante da investigação), indica aqui o tipo de saber associado a Empédocles e aos médicos que seguem a mesma orientação. Segundo Jouanna (1990, p.209), a utilização do termo está bem atestada na literatura do século V a.C. A expressão foi utilizada posteriormente no século IV a.C. por Platão, no *Fédon* (96a-c), para se referir ao tipo de investigação conduzida pelos filósofos pré-socráticos. Apesar de enfatizar que "essa investigação" (ταύτην τὴν ἱστορίην), conforme conduzida pelos adversários, é puramente teórica e irrelevante para a prática da medicina, o autor destaca que algum conhecimento pode ser adquirido nesse campo, desde que seja utilizado o método

Hipócrates

correto. Nesse sentido, o termo ἱστορία também foi empregado para designar investigações com base em observação e experiência, conforme o exemplo de Heródoto e sua concepção de "história" como resultado de "observação" (ὄψις), "julgamento" (γνώμη) e "investigação" (ἱστορίη). Segundo Schiefsky (2005, p.312), o termo ἱστόριον é utilizado nos tratados hipocráticos dedicados à embriologia para designar a evidência citada em apoio às afirmações do autor.

122 τυρός: "queijo". O exemplo do queijo revela que o conhecimento médico não pode se ater a generalizações apressadas, como "o queijo é um alimento nocivo porque faz mal a quem dele se empanturra". O autor destaca a importância da diferença entre os alimentos, por exemplo, o efeito de beber muito vinho é diferente do de comer muito queijo; e o verdadeiro conhecimento médico deve saber diferenciar quais são os efeitos e como eles são causados. Em seguida, ele demonstra que existem outros fatores como a variação da *phýsis* dos indivíduos, visto que o queijo quando ingerido em grande quantidade faz mal a alguns, mas não a outros.

123 ὅστις οὖν ταῦτα μὴ εἴσεται ὡς ἕκαστα ἔχει πρὸς τὸν ἄνθρωπον, οὔτε γινώσκειν τὰ γινόμενα ἀπ᾽ αὐτῶν δυνήσεται οὔτε χρῆσθαι ὀρθῶς: "quem não sabe, portanto, como cada uma dessas coisas se comporta em relação ao ser humano, não poderá conhecer os efeitos produzidos por elas nem utilizá-los corretamente". Em continuidade ao capítulo anterior, o autor conclui que a medicina envolve um conhecimento completo e preciso dos efeitos produzidos por cada um dos aspectos constitutivos do regime de vida humano. Isso envolve não apenas os efeitos dos alimentos e bebidas, mas os hábitos adotados e as atividades realizadas. A passagem, no entanto, inverte a formulação do capítulo anterior, pois se trata aqui de saber o efeito de cada coisa "em relação ao ser humano" (πρὸς τὸν ἄνθρωπον), e não, como vimos anteriormente, "o que é o ser humano em relação" (ὅ τί τέ ἐστιν ἄνθρωπος πρὸς) aos alimentos, bebidas e demais hábitos adotados. O autor também aqui ressalta o caráter prático da medicina ao afirmar que é preciso não apenas conhecer (γινώσκειν) os efeitos de cada aspecto do regime de vida de um indivíduo, mas sobretudo saber utilizá-los corretamente (χρῆσθαι ὀρθῶς).

124 δεῖν δέ μοι δοκεῖ καὶ ταῦτα εἰδέναι, ὅσα τῷ ἀνθρώπῳ παθήματα ἀπὸ δυναμίων γίνεται καὶ ὅσα ἀπὸ σχημάτων: "é preciso saber, segundo me parece, quais afecções são produzidas no ser humano a partir de poderes e quais a partir de estruturas". O autor introduz aqui a importante

108

Sobre a medicina antiga

noção de "estruturas" (σχήματα), que compreende tanto os órgãos internos quanto as partes do corpo dotadas de uma forma ou configuração específica. Tais estruturas (σχήματα), assim como os poderes (δυνάμεις), também devem ser levadas em conta na determinação das causas das doenças e dos distúrbios. Em outros termos, é preciso levar em conta não apenas a fisiologia, que vem sendo discutida ao longo dos capítulos anteriores, mas também a anatomia e suas "estruturas" ou "conformações" (σχήματα), apresentadas na passagem em tela. Como vimos anteriormente, as doenças surgem quando um humor sofre separação (ἀπόκρισις) e passa a manifestar o seu poder (δύναμις) específico, sendo retido e causando distúrbios em determinadas partes ou estruturas do corpo. Assim, o médico precisa conhecer bem como cada tipo de estrutura (σχῆμα) afeta ou é afetada pelo ar e pelos fluidos presentes no interior do organismo. O autor menciona nove estruturas, distinguidas a partir de sua forma (oca, redonda, larga, longa), consistência e textura (duras, compactas, moles, esponjosas, porosas) e orientação (suspensa, estendida), quais sejam: (i) ocas que vão se afunilando a partir de cavidades largas (τὰ κοῖλά τε καὶ ἐξ εὑρέος ἐς στενὸν συνηγμένα); (ii) ocas e bem abertas (τὰ ἐκπεπταμένα); (iii) sólidas e redondas (τὰ στερεά τε καὶ στρογγύλα); (iv) amplas e suspensas (τὰ δὲ πλατέα τε καὶ ἐπικρεμάμενα); (v) extensas (τὰ δὲ διατεταμένα); (vi) longas (τὰ μακρά); (vii) densas (τὰ πυκνά); (viii) de texturas frouxas e macias (τὰ μανά τε καὶ τεθηλότα); e (xi) esponjosas e porosas (τὰ σπογγοειδέα τε καὶ ἀραιά). Para determinar qual das estruturas é capaz de atrair mais fluidos e umidade, o autor recorre a exemplos evidentes externos ao corpo, oriundos do uso no dia a dia e da experiência médica, como a utilização de canudos ou tubos para sugar líquidos com a boca, ou instrumento de ventosas que extraem líquidos do corpo, estabelecendo assim uma analogia entre o visível e o invisível. Assim, o autor conclui que as estruturas que mais absorvem líquidos são as do tipo (i), ou seja, as ocas que vão se afunilando a partir de cavidades largas, como a bexiga e a cabeça, além do útero no caso das mulheres. Ver, a esse respeito, Jouanna (1990, p.213-215) e Schiefsky (2005, p.320-328).

125 λέγω δὲ τί τοῦτο: "mas o que eu quero dizer com isso?". Seguimos aqui o texto de Littré (1840, p.626), com Jouanna (1992, p.149), lendo λέγω δὲ τί τοῦτο; como uma interrogação, ou seja, "o que quero dizer com isso?", e não como a afirmação λέγω δέ τι τοιοῦτον, ou seja, "quero dizer algo como o que segue", com Jones (1946, p.56). A leitura

109

Hipócrates

se justifica principalmente em virtude do estilo expositivo do autor, que se utiliza largamente da formulação de perguntas diretas, como se estivesse se dirigindo ao público ou ao leitor.

126 καταμανθάνειν δὲ δεῖ ταῦτα ἔξωθεν ἐκ τῶν φανερῶν: "mas é preciso compreender isso a partir de coisas que são evidentes externamente". Ou seja, é preciso fazer uma analogia entre o visível e o invisível, compreendendo o funcionamento interno do corpo a partir de exemplos evidentes extraídos da vida cotidiana e da experiência médica. A frase foi associada ao fragmento 21, atribuído a Anaxágoras por Sexto Empírico, segundo o qual "as aparências são uma visão do não evidente" (ὄψις γὰρ τῶν ἀδήλων τὰ φαινόμενα).

127 αἱ σικύαι: "as ventosas". Instrumentos de ventosas eram comumente associados à prática médica na Antiguidade, tanto na literatura quanto na iconografia. Para mais a esse respeito, ver Festugière (1948, p.66-67) e Schiefsky (2005, p.331-334).

128 ἐμπυήματά τε καὶ φύματα: "abscessos e tumores". *Empýēma* é um termo que engloba tanto o abscesso pulmonar quanto a empiema, no sentido moderno do termo (Souques, 1938, p.425-427). De outro lado, *phýma* designa tanto o tubérculo da terminologia médica moderna quanto todo tumor que surge espontaneamente contra a natureza (Grmek, 1983, p.277).

129 περὶ δὲ δυναμίων χυμῶν: "Em relação aos poderes dos humores...". O autor se volta agora para a investigação dos poderes dos humores, bem como à sua interação e às afinidades que eles possuem uns para com os outros.

130 τὴν συγγένειαν ὡς ἔχουσι πρὸς ἀλλήλους: "a afinidade que possuem uns com os outros". É preciso conhecer não apenas o poder de cada humor e como ele se comporta ao longo dos processos já examinados de separação, combinação e cocção, mas também a "afinidade" (συγγένεια) de um humor com o outro, noção que não apenas explica como um determinado humor se transforma em outro espontaneamente e sem combinação, mas também indica qual humor deve ser administrado no caso do predomínio de humor afim.

131 βέλτιστον δέ ἐστι αἰεὶ τὸ προσωτάτω τοῦ ἀνεπιτηδείου ἀπέχον: "o melhor é sempre o que está mais distante do inadequado". Há limites para a ação do médico e, em muitos casos, o máximo que ele pode fazer é ministrar ações que se afastem o máximo possível do que é inadequado em cada caso.

110

Referências bibliográficas

Textos e traduções

ADAMS, F. *The genuine works of Hippocrates*. v.1. Nova York: William Wood and Company, 1886.

CORNARIUS, J. *Hippocratis Opera Omnia*. Veneza: Tip. Radiciana, 1737.

FESTUGIÈRE, A.-J. *Hippocrate, l'ancienne médecine*. Paris: Klincksieck, 1948.

HEIBERG, J. L. *Corpus Medicorum Graecorum*. v.1. Leipzig/Berlim, 1927.

JOHNSTON, Ian. *Galen. On the Causes of Symptoms*. Cambridge: Cambridge University Press, 2006.

JONES, W. H. S. *Hippocrates*. v.1. Cambridge: Cambridge University Press, 1957.

JOUANNA, J. *De L'Ancienne Médecine*. Tome II. Paris: Les Belles Lettres, 1990.

KIRK, G. S.; RAVEN, J. E.; SCHOFIELD, M. *Os filósofos pré-socráticos*. Lisboa: Fundação Calouste Gulbenkian, 1994.

KÜHLEWEIN, H. *Hippocratis opera quae feruntur omnia*. v.1. Lipsiae: Tebner, 1894.

LAKS, André; MOST, Glenn. *Early Greek Philosophy*, volume V. Western Greek Thinkers, Part 2. Cambridge: Harvard University Press, 2016.

LAN, C. E. *De la medicina antigua.* México: Universidad Nacional Autónoma de México, 1987.

LARA NAVA, M. D. Sobre la medicina antigua. In: GARCIA GUAL, C.; LARA NEVA, M. D.; LÓPEZ FÉREZ, J. A.; CABELOS ÁLVAREZ, B. *Tratados Hipocráticos.* Madri: Gredos, 1983, p.123-167.

LITTRÉ, E. *Ouvres complètes d'Hippocrate.* v.I. Paris: J.-B. Baillière, 1840.

MANN, Joel E. *Hippocrates, on the art of medicine.* Leiden/Boston: Brill, 2012.

MERCY, M. L. C de. *Traités d'Hippocrate:* De la nature de l'homme, De l'ancienne médecine, Des humeurs, De l'art médical. Paris: Eberhart, 1823.

SCHIEFSKY, M. J. *Hippocrates on ancient medicine.* Leiden: Brill, 2005.

VEGETTI, M. *Opere di Ippocrate.* Turim: Classici della Scienza, p.121-161, 1965.

Artigos e estudos

AGARWALLA, P. K. Training showmanship rhetoric in Greek medical education of the fifth and fourth centuries BC. In: HORST-MANSHOFF, M. (ed.). *Studies in Ancient Medicine, 35, Hippocrates and Medical Education. Selected papers read at the XIIth international Hippocrates Colloquium,* 2010, p.73-85.

ALSINA, J.; CAIRUS, H. F. *A alimentação na dieta hipocrática. Classica,* v.20, n.2, p.212-238, 2007.

BARTON, J. Hippocratic Explanations. In: EIJK, P. J. Van der (ed.). *Hippocrates in Context. Papers read at the XIth International Hippocrates Colloquium University of Newcastle upon Tyne 27-31 August 2002.* Leiden: Brill, 2005, p.29-47.

BETEGH, Gábor. Fire, Heat, and Motive Force in Early Greek Philosophy and Medicine. In: BARTOS, H.; KING, C. G. (eds.). *Heat, Pneuma, and Soul in Ancient Philosophy and Science.* Cambridge: Cambridge University Press, 2020, p.35-60.

BRITO, R.; HUGUENIN, R. A short note on translating Sextus Empiricus to Portuguese. *Sképsis*, v.XI, n.21, p.1-5, 2020.

BROCK, Nadia van. *Recherches sur le vocabulaire médical du grec ancien*: soins et guérison. Paris: Klincksieck, 1961.

CAIRUS, H. F.; RIBEIRO JR, W. A. *Textos Hipocráticos. O doente, o médico e a doença*. Rio de Janeiro: Editora Fiocruz, 2005.

COOPER, J. M. Method and science in On the Ancient Medicine. In: *Knowledge, nature, and the good. Essays on Ancient Philosophy*. Princeton: Princeton University Press, 2004, p.3-42.

CRAIK, E. Diet, Diaita and dietetics. In: POWELL, A. (ed.). *The Greek World*. Londres/Nova York: Routledge, 1995, p.387-402.

CRAIK, E. The "Hippocratic Question" and the Nature of the Hippocratic Corpus. In: PORMANN, P. E. *The Cambridge Companion to Hippocrates*. Cambridge: Cambridge University Press, 2018, p.25-37.

CRAIK, E. *The "Hippocratic" Corpus*: content and context. Londres: Routledge, 2015.

CROSS, J. R. *Hippocratic Oratory*: the poetics of early Greek medical prose. Londres: Routledge, 2018.

D'ANGOUR, A. *The Greeks and the New. Novelty in Ancient Greek imagination and Experience*. Cambridge: Cambridge University Press, 2011.

DEAN-JONES, L. Literacy and the Charlatan in Ancient Greek Medicine. In: YUNIS, H. *Written texts and the rise of literate culture in Ancient Greece*, 2003, p.97-121.

DILLER, H. Hippokratische Medizin und Attische Philosophie. *Hermes*, 80, p.385-409, 1952.

DUCATILLON, Jeanne. *Polémiques dans la Collection Hippocratique*. Lille/Paris: Atelier Reproduction des Thèses/Librairie Honore Champion, 1977.

DUNN, F. "On Ancient Medicine" and its intellectual context. In: EIJK, P. J. Van der. *Hippocrates in Context. Papers read at the XIth International Hippocrates Colloquium University of Newcastle upon Tyne 27-31 August 2002*. Leiden: Brill, 2005, p.49-67.

EDELSTEIN, L. *Ancient Medicine. Selected papers of Ludwig Edelstein*. Baltimore: Johns Hopkins, 1967.

EIJK, P. J. van der. *Medicine and Philosophy in Classical Antiquity*. Cambridge: Cambridge University Press, 2005.

EIJK, P. J. van der. Towards a rhetoric of ancient scientific discourse. In: BAKKER, E. J. *Grammar as interpretation: Greek literature in its linguistic contexts*, Menemosyne Supplementum, v.171, p.77-129, 1997.

ENTRALGO, P. L. *La Medicina Hipocrática*. Madri: Ediciones de la Revista de Occidente, 1970.

FALLAS, R. *Infertility, Blame and Responsibility in the Hippocratic Corpus*. Tese de doutorado. The Open University, 2015.

FINLEY, M. I. *O Mundo de Ulisses*. Lisboa: Editorial Presença, 1972.

FRIAS, I. M. *Doença do corpo, doença da alma*: medicina e filosofia na Grécia clássica. Rio de Janeiro/São Paulo: Ed. PUC Rio/Loyola, 2005.

GILLESPIE, C. M. The use of eîdos and idéa in Hippocrates. *The Classical Quarterly*, v.6, n.3, p.179-203, 1912.

GRMEK, Mirko. *Les maladies à l'aube de la civilisation occidentale*. Paris: Éditions Payot et Rivages, 1983.

HANKINSON, R. J. *Cause and explanation in Ancient Greek Though*. Oxford: Oxford University Press, 1998.

JONES, W. H. S. *Philosophy and medicine in Ancient Greece*. Baltimore: The Johns Hopkins Press, 1946.

JORI, Alberto. *Medicina e Medici nell'Antica Grecia*: saggio sul Perì Téchnes Ippocratico. Napoli: Società Editrice Il Mulino, 1996.

JOUANNA, Jacques. *Hippocrate*. Paris: Fayard, 1992.

JOUANNA, Jacques. *Hippocrates*. Baltimore: The Johns Hopkins University Press, 1999.

JOUANNA, Jacques. Dietetics in Hippocratic Medicine: Definition, Main Problems, Discussion. In: JOUANNA, Jacques. *Greek Medicine from Hippocrates to Galen*. Leiden: Brill, 2012, p. 137-154.

JOUANNA, Jacques. Rhetoric and Medicine in the Hippocratic corpus: a contribution to the history of rhetoric in the fifth century.

In: *Greek Medicine from Hippocrates to Galen – Selected papers*. Leiden: Brill, 2021a, p.39-53.

JOUANNA, Jacques. Hippocratic medicine and Greek tragedy. In: *Greek Medicine from Hippocrates to Galen – Selected papers*. Leiden: Brill, 2021b, p.55-79.

JOUANNA, Jacques. Dietetics in Hippocratic Medicine: definition, main problems, discussion. In: *Greek Medicine from Hippocrates to Galen – Selected papers*. Leiden: Brill, 2021c, p.137-153.

JOUANNA, Jacques. Textual History. In: PORMANN, P. E. *The Cambridge Companion to Hippocrates*. Cambridge: Cambridge University Press, 2018, p.38-62.

KERANEN, L. The Hippocratic Oath as epideictic rhetoric: reanimating medicine's past for its future. *Journal of Medical Humanities*, v.22, n.1, p.55-68, 2001.

LANATA, G. *Medicina magica e religione popolare in Grecia*. Roma: Edizioni Dell'Ateneo, 1967.

LANGHOLF, V. *Medical theories in Hippocrates*: Early Texts and Epidemics. Berlim: De Gruyter, 1990.

LANZA, Diego. *Lingua e Discorso nell'Atene delle Professioni*. Napoli: Liguori Editore, 1979.

LATEINER, D. The empirical element in the methods of Early Greek medical writers and Herodotus: a shared epistemological response. *Antichthon*, v.20, p.1-20, 1986.

LLOYD, G. E. R. The Hippocratic Question. *The Classical Quarterly*. v.25, n.2, p.171-192, 1975.

LLOYD, G. E. R. Who is attacked in "On Ancient Medicine"? *Phronesis*, v.8, n.2, p.108-126, 1963.

LLOYD, G. E. R. *Magic, reason and experience. Studies in the origin and development of Greek science*. Londres: Cambridge University Press, 1978.

LO PRESTI, R. "Visible" and "Invisible" as Categories of Thought in the Hippocratics (On Regimen, On Ancient Medicine, On the Art). *QRO*, n.3, p.164-192, 2010.

Hipócrates

LONGRIGG, J. Philosophy and Medicine: some early interactions. *Harvard Studies in Classical Philology*, v.67, p.147-175, 1963.

MATSUI, S. Galeno e a "biografia bioética" de Hipócrates: um exemplo de um médico-filósofo a ser imitado. *Prometheus*, n.28, p.28-40, 2018.

MATSUI, S.; MARINO, S. Medicina e religião: o divino no "Da doença sagrada". In: CORNELLI, G.; COUTINHO, L. (eds.). *Estudos Clássicos IV*: Percursos. Coimbra: Imprensa da Universidade de Coimbra, 2018, p.111-124.

MCKIRAHAN, Richard D. *A Filosofia antes de Sócrates*: uma introdução com textos e comentários. São Paulo: Paulus, 2013.

MILLER, G. L. Literacy and the Hippocratic Art: reading, writing, and epistemology in Ancient Greek Medicine. *The Journal of the History of Medicine and allied Sciences*, v.45, 1990, p.11-40.

MILLER, H. W. Dynamis and physis in On Ancient Medicine. *Transactions and Proceedings of the American Philological Association*, v.83, p.184-197, 1952.

MILLER, H. W. On Ancient Medicine and the origin of Medicine. *Transactions and Proceedings of the American Philological Association*, v.80, p.187-202, 1949.

MILLER, H. W. Technê and discovery in On Ancient Medicine. *Transactions and Proceedings of the American Philological Association*, v.86, p.51-62, 1955.

MISTRETTA, M. R. Narrative and Cultural History in the Hippocratic Treatise on Ancient Medicine. *Enthymema*, XVI, p.68-69, 2016.

MURAKAWA, K. Demiurgos. *Hist. Z Für Alte Gesch.* 6(4), p.385-415, 1957.

NORIEGA-OLMOS, S. The epistemological status of medicine in the ΠΕΡΙ ΑΡΧΑΙΗΣ ΙΗΤΡΙΚΗΣ. *doispontos*, v.10, n.2, p.135-150, out. 2013.

PALEOLOGOS, K. A preparação dos atletas. In: YAKOURIS, N. (ed.). *Os Jogos Olímpicos na Grécia Antiga*: Olímpia antiga e os Jogos Olímpicos. São Paulo: Odyssesus Editora, 2004, p.126-133.

PREUS, A. The techne of nutrition in Ancient Greek Philosophy. *Archai*, n.29, p.1-34, 2020.

RADEMAKER, A. Educating the public, defending the art: Language use and medical education in Hippocrates' *The Art*. In: HORST-MANSHOFF, M. (ed.). *Studies in Ancient Medicine, 35, Hippocrates and Medical Education. Selected papers read at the XIIth international Hippocrates Colloquium*, p.101-117, 2010.

RAWLINGS, Hunter R. *A semantic study of prophasis to 400 B.C.* Hermes Einzelschriften 33. Steiner: Wiesbaden, 1975.

REBOLLO, R. A. O legado hipocrático e sua fortuna no período greco--romano. *Scientiae Studia*, v.4, n.1, p.45-82, 2006.

ROOCHNIK, David. *Of art and wisdom*: Plato's understanding of *techne*. Pennsylvania: The Pennsylvania State University Press, 1998.

ROSEN, R. M. Towards a Hippocratic Anthropology: On Ancient Medicine and the Origins of Humans. In: DEAN-JONES, L.; ROSEN, R. (eds.). *Ancient Concepts of the Hippocratic*: papers presented at the XIII International Hippocrates Colloquium, 2008, p.242-256.

SALES, L. L. B. M. Sobre o phármakon na medicina e na filosofia do período clássico grego. *Enunciação*, v.3, n.2, p.91-108, 2008.

SAUSSURE, Ferdinand de. Varia. *Mémoires de la Société Linguistique de Paris*. Émile Bouillon, Paris, p.74-93, 1892.

SCHIEFSKY, M. J. "On Ancient Medicine" on the nature of human beings. In: EIJK, P. J. Van der. *Hippocrates in Context. Papers read at the XIth International Hippocrates Colloquium University of Newcastle upon Tyne 27-31 August 2002*. Leiden: Brill, p.69-85, 2005.

SMITH, W. D. *The Hippocratic Tradition*. Cornell: Cornell University Press, 1979.

SOUQUES, A. La pleurésie et l'empyème hippocratique. *Presse Méd.*, v.46, p.425-427, 1938.

STADEN, Heinrich von. Incurability and Hopelessness: the Hippocratic Corpus. In: POTTER, P.; MALONEY, G.; DESAUTELS, J. *La maladie et les maladies dans la Collection hippocratique: actes du VIe Col-*

loque international hippocratique, Québec, du 28 septembre au 3 octobre 1987. Quebec: Les Editions du Sphinx, 1990, p. 75-112.

TAYLOR, A. E. *Varia Socratica*. Oxford: J. Parker and Co., 1911.

TEMKIN, O. Greek Medicine as Science and Craft. *Isis*, v.44, n.3, p.213-225, 1953.

THIVEL, Antoine. *L'évolution du sens de* δίαιτα. In: FÉREZ, J. A. L. (ed.). *La Lengua Científica Griega*: orígenes, desarrollo e influencia en las lenguas modernas europeas. Madri: Clásicas Ediciones, S. A., 2000, p.25-38.

THOMAS, H. Prose Performance Texts: Epideixis and Written Publications in the late Fifth and Early Fourth Centuries. In: YUNIS, H. *Written texts and the rise of literate culture in Ancient Greece*, 2003, p.162-188.

THUMIGER, C. The professional audiences of the Hippocratic Epidemics. In: BOURAS-VALLIANATOS, P.; XENOPHONTOS, S. (eds.). *Greek Medical Literature and Its Readers*. Londres: Routledge, 2018, p.48-64.

TOTELIN, L. M. *Hippocratic Recipes. Oral and written transmission of pharmacological knowledge in fifth and fourth century Greece*. Leinden: Brill, 2009.

TOTELIN, L. M. Gone with the wind: Laughter and the audience of the Hippocratic treatises. In: BOURAS-VALLIANATOS, P.; XENOPHONTOS, S. (eds.). *Greek Medical Literature and Its Readers*. Londres: Routledge, 2018a, p.48-64.

TOTELIN, L. M. *Therapeutics*. In: PORMANN, P. P. (ed.). *The Cambridge Companion to Hippocrates*. Cambridge: Cambridge University Press, 2018b, p.200-216.

VEGETTI, M. Culpability, responsibility, cause: philosophy, historiography, and medicine in the fifth century. In: LONG, A. A. *The Cambridge companion to early Greek philosophy*. Cambridge: Cambridge University Press, 1999, p.271-289.

VICKERS, D. W. The naive empiricism of "On Ancient Medicine". *Apeiron*, v.13, n.1, p.1-8, 1979.

VLASTOS, G. Review of F. M. Cornford, Principium Sapientiae. *Studies in Greek Philosophy*. v.I. Princeton: Princeton University Press, 1995a, p.112-123.

VLASTOS, G. The Physical Theory of Anaxagoras. In: GRAHAM, D. W. (ed.). *Studies in Greek philosophy*, Gregory Vlastos, v.1. Princeton: Princeton University Press, 1995b, p.303-327.

WASSERSTEIN, A. Le rôle des hypothèses dans la médecine grecque. *Revue Philosophique de la France et de l'Étranger*, v.162, p.3-14, 1972.

WATERFIELD, R. The Pathology of Ps.-Hippocrates, On Ancient Medicine. In: AIRES, L.; KIDD, I. G. *The passionate intellect*: Essays on the transformation of classical traditions – presented to Professor I. G. Kidd. New Brunswick: Transaction Publishers, 1995.

Dicionários, léxicos e obras de referência

BEEKES, Robert. *Etymological Dictionary of Greek*. Bilingual edition. Leiden: Brill Academic Pub, 2016.

CHANTRAINE, Pierre. *Dictionnaire étymologique de la langue grecque*: Histoire des mots. Paris: Klincksieck, 2009.

LIDDELL, H. G.; SCOTT, R.; JONES, H. S. *A Greek-English Lexicon. With a Revised Supplement. Compiled by H. G. Liddell and R. Scott, revised and augmented throughout by Henry Stuart Jones*. Oxford: OUP, 1996.

SCHMIDT, M. *Hesychii Alexandrini lexicon*. Jena: Libraria Maukiana, 1867.

SOBRE O LIVRO

Formato: 13,7 x 21 cm
Mancha: 23 x 44 paicas
Tipologia: Venetian 301 12,5/16
Papel: Off-white 80 g/m² (miolo)
Cartão Triplex 250 g/m² (capa)

1ª edição Editora Unesp: 2024

EQUIPE DE REALIZAÇÃO

Edição de texto
Marcelo Porto (Copidesque)
Carmen T. S. Costa (Revisão)

Capa
Vicente Pimenta

Editoração eletrônica
Eduardo Seiji Seki

Assistente de produção
Erick Abreu

Assistência editorial
Alberto Bononi
Gabriel Joppert

Rua Xavier Curado, 388 • Ipiranga - SP • 04210 100
Tel.: (11) 2063 7000 • Fax: (11) 2061 8709
rettec@rettec.com.br • www.rettec.com.br